# 心血管疾病药理学分析

刘 韬◎著

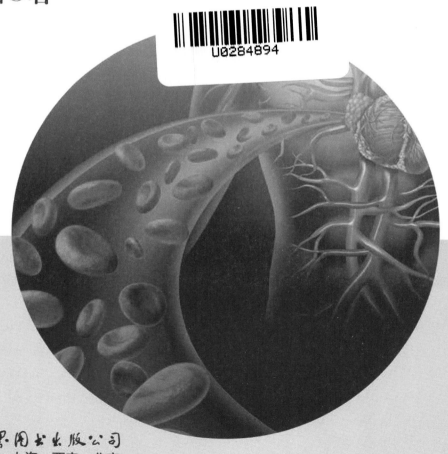

世界图书出版公司
广州·上海·西安·北京

**图书在版编目（ＣＩＰ）数据**

心血管疾病药理学分析 / 刘韬著 . -- 广州 ：世界
图书出版广东有限公司，2019.12
ISBN 978-7-5192-7186-2

Ⅰ．①心… Ⅱ．①刘… Ⅲ．①心脏血管疾病－药理学－
研究 Ⅳ．① R972

中国版本图书馆 CIP 数据核字（2020）第 016971 号

| | |
|---|---|
| 书　　名 | 心血管疾病药理学分析 |
| | XINXUEGUAN JIBING YAOLIXUE FENXI |
| 著　　者 | 刘　韬 |
| 责任编辑 | 张柏登　程　静　曹桔方 |
| 装帧设计 | 周　凡 |
| 责任技编 | 刘上锦 |
| 出版发行 | 世界图书出版广东有限公司 |
| 地　　址 | 广州市新港西路大江冲 25 号 |
| 邮　　编 | 510300 |
| 电　　话 | 020-84451969　84453623　84184026　84459579 |
| 网　　址 | http://www.gdst.com.cn |
| 邮　　箱 | wpc_gdst@163.com |
| 经　　销 | 各地新华书店 |
| 印　　刷 | 广州市迪桦彩印有限公司 |
| 开　　本 | 787mm×1092 mm　1/16 |
| 印　　张 | 8 |
| 字　　数 | 141 千字 |
| 版　　次 | 2019 年 12 月第 1 版　　2019 年 12 月第 1 次印刷 |
| 国际书号 | ISBN 978-7-5192-7186-2 |
| 定　　价 | 32.00 元 |

# 前　言

　　中国传统医学是人类文明的瑰宝。在人类医学史上发挥着不可替代的作用。由于具有无污染、无公害、高效低毒的特点，为世人所青睐。中医药正逐渐为世界各国所认同。中医药领域蕴藏着巨大、待开发的资源。随着现代药理学、临床医学的不断深入和发展，极大地提升了中医药的价值。由于科学技术的迅速发展以及多学科的协作，医疗卫生事业的不断发展、人民生活水平的提高及对身体健康的重视，各种高新科学技术成功应用到心血管领域中，合理用药已成为全球关注的问题。药物治疗是临床实践的重要手段，有关天然药物对抗心血管疾病的治疗方面的研究，成为中药研究领域备受关注的问题，药物中的活性成分对心血管系统作用机制也成为重要的研究方向。

　　本书，一方面，内容系统、科学，包含心血管疾病药物治疗领域的最新进展及其合理药物治疗，重视药物的临床合理应用和药物间的相互作用，这对心血管疾病药理学分析具有非常重要的意义。另一方面，力求简明扼要、重点突出，能反映出心血管病药物治疗的新进展、新成就及新诊治指南，争取做到普及与提高兼顾，注重实用性，促进临床实践走向科学、走向规范。

　　本书的撰写得到了许多专家、学者的帮助和指导，在此表示诚挚的谢意。由于笔者水平有限，加之时间仓促，书中所涉及的内容难免有疏漏与不够严谨之处，希望各位同行、专家、老师多提宝贵意见，以待进一步修改，使之更加完善。

作　者

2019年12月

# 目　录

# 第一章　天然药物与药理学前沿

我国是一个有着悠久中医药应用历史的国家。在中医临床实践中，绝大多数中药的应用是以复方制剂的形式出现。本章重点探讨天然药物的概念，草药、中药、天然药的区别，心血管细胞信号传递机制和细胞凋亡与心血管药理。

## 第一节　天然药物的概述

天然药物，是指经现代医药体系证明具有一定药理活性的动物药、植物药和矿物药等。天然药物不等同于中药或中草药。社会发展的同时，人们越来越关注化学药品给人类自身健康及生活环境带来的负面影响；回归自然、保护环境已成为一种处理人类和环境关系的潮流思想。植物药、动物药和海洋药物等天然药物的研究和开发得到大力发展，对天然药物的各种人为禁忌也趋于宽松。

### 一、天然药物的开发应用

天然药物其来源包括植物、动物和矿物，一般不包括来源于基因修饰动植物的物质、经微生物发酵或经化学等修饰的物质。

天然药物的研发应关注以下四点：第一，以现代医药理论指导临床试验方案设计与评价；第二，活性成分的确定应有充分的依据；第三，应有充分的试验数据说明处方的合理性、非临床和临床的有效性和安全性；第四，保证资源的可持续利用。

（1）到目前为止，全球的天然药物使用情况如下：已形成应用系统理论的有中国医药、印度佛教医学、伊斯兰医学、欧洲传统草药、南美民族医学和非洲民族医药。其中中国医药被认为是当今国际上最为发达的天然药物体系。

（2）从天然药物使用的规模来看，单是我国天然药物总数已达12 772种，其中植物来源的为11 118种、动物来源的为1574种、矿物来源的为80种；而植物来源的天然药物又以被子植物中的双子叶植物最多，占到8598种。

（3）从天然药物开发和应用的技术水平分析，有下面几种情况：原料药，这在我国的市场上占了很大比例，亦即传统意义上的中药；制剂或提取物，通过一些简单的加工制成，中成药大多来源于此；纯天然有效化学成分，美国食品药品监督管理局（FDA）即如此要求，但也逐渐放松管制。

（4）国际热点天然药物：抗癌药物紫杉醇及其衍生物，抗疟药青蒿素，心脑血管药物银杏素内酯；抗艾滋病的天然药物虽有很多报道，但还无药可进入临床。

由于西药研发成本越来越高、时间越来越长，以"自然疗法"为特点的天然药物产业将成为全球制药业最具发展前景的特色产业。

中国医药体制改革的不断深化，天然药物企业正面临着国内外市场的激烈竞争，各个企业都想通过转型升级来提升竞争力，抢占行业制高点。

## 二、天然药物之间的关系

生物制药是用生物工程的方法及分离提纯工艺获得治疗疾病的有效成分。生物制药与植物药之间的关系表现在以下三方面：

（1）植物药为生物制药提供先导化合物。什么样的化学物质具有治疗活性，不能凭空推想；一般都是在已有的植物药中去寻找（比较经济，省时、省人、省力），然后用生物工程的方法生产这种有效成分或其衍生物。

（2）植物药的药源植物为生物制药提供场所或为寻找这种场所提供方向。打个比方，紫杉醇是在太平洋红豆杉中发现的，在我国的东北红豆杉中也有发现。由于红豆杉植物的匮乏，需用生物工程的方法生产紫杉醇；一般只是选用红豆杉属植物的离体培养物，如悬浮培养细胞，不会选用其他植物。红豆杉，属浅根植物，其主根不明显、侧根发达，是世界上公认的濒临灭绝的天然珍稀抗癌植物，是第四纪冰川遗留下来的古老树种，在地球上已有250万年的历史。由于在自然条件下红豆杉生长速度缓慢，再生能力差，因此很长时间以来，世界范围内还没有形成大规模的红豆杉原料林基地。中国已将其列为一级珍稀濒危保护植物，联合国也明令禁止采伐。

（3）植物药为生物制药指明方向。生物制药不会局限于植物药，其中涉及的场所除植物之外还有微生物（抗生素的生产）和动物（转基因羊、转基因牛）；生产的药物也不仅仅是植物来源的。

# 第二节　草药、中药、天然药的区别

## 一、草药与中药的区别

草药，即自然的植物药，不仅限于草本的，而且也包括了木本、藤本、菌类、藻类等可供入药的品种在内，而中药则是泛指中医临床上使用的药物，归纳这些药物的种类，则有动物、矿物、植物、化合物、加工品等。由此可见，草药是中药的组成部分，而且是主要的部分，因为中药中大多数属于植物一类的草药，所以中药学古代都通称为《本草》，如《神农本草经》《本草纲目》等。

虽然草药属于中药的一部分，但它也有一定的范围，而并不是所有草药都能称得上中药。其原因是我国幅员辽阔，植物草药种类极其繁多，由于各地气候环境不同，生长的草药品种也往往有所不一，而且有的具有明显的地区性，使用也仅限于某些地区，这部分就叫作地方性草药。它在中医临床上不一定都能用上，其与传统的中药形成了一定的界限，比较如下：

### （一）传统中草药的认知

（1）历代《本草》多有记载，有统一的处方用名，配方取药全国通行。

（2）中医临床沿用至今，历经实践应用，疗效多较可靠，多形成有药性理论。

（3）入药多经加工炮制做成饮片用，有一定用量规定，并且多做复方配伍应用。

### （二）地方性草药的认知

（1）部分《本草》有记载，或仅见于地区性的草药文献，处方用名多不统一，各地往往沿用地方名。

（2）多限于当地草药医疗使用，或仅流传于民间，多系自采自用，或需特定的草药店才能购到。

（3）多未形成系统的药性理论，临床功效有的尚需研究探索。

（4）药用部分多属全草，无准确的用量规定，入药较少加工炮制，且多做单方应用。

历史上中草药应用的品种在不断扩大，而《本草》所记载的中草药也有增加，如我国最早的中药专著《神农本草经》（东汉末年的著作），当时只列载了365种药物，其中植物药只有249种，而至明代李时珍著《本草纲目》收载药物1982种，其中植物药已发展至815种，如再加上有名未用的153种，则植物草药达到1068种之多了。这可谓集明代以前《本草》之大成，到清代赵学敏《〈本草纲目〉拾遗》，又新增药物716种，且大多都是草药，由此可见所谓传统的中草药，也无所谓传统的，其中大部分开始时也都是属于地方性草药，以后由于其临床疗效确实可靠，应用流传广了，从民间转入中医用药，于是《本草》加以收载，统一药名，这就逐渐成为中医临床传统应用的中药了。因此，草药（地区性草药）与中药（传统中草药），既有区别又有联系，随着今后中医临床用药的发展，许多地区性民间草药也都可以成为中医用药（中药）的一部分。

但这里需要说明的是，历代《本草》所记载的植物药，也并非绝对都算作传统的中草药，因为这些药有一部分至今仍停留在民间，而中医临床上很少应用，甚至不用，试观《本草纲目》在将近1000种的植物药中，其一般常用的或能在全国各地中药店配到药方的，据估计最多也不过四五百种，其他有一半左右需到草药店购买，或依靠自行采集加以解决。

## 二、中药与天然药的区别

中药大部分属于天然药，天然药即自然界生长存在的药物，中药中的各种植物药、矿物药、鸟兽虫鱼等动物类药，也都是自然界生长存在的药物，故中药含有天然药在内，但中药并不完全都是天然药，根据历代《本草》所收载的中药品种加以分类，也有部分超出了自然界动物、矿物、植物一类的天然药，如从李时珍《本草纲目》药物品种分类来看，就分有水、火、土、金石、草、谷、菜、果、木、服器、虫、鳞、介、禽、兽、人16部，而部下又分为60类，如金石部分金类、玉类、石类、卤石类，谷部分麻麦稻类、樱粟类、寂豆类、造酿类等。虽然以上这些大多数属天然药，但也有不少为非天然药者，如金石部中的水银粉、铝霜、粉锡、铝丹、密陀僧、灵砂等则属化合物。谷部造酿类中的大豆豉、神曲、红曲、酒、醋、糟等则属加工品类，其他如服器部的锦、绢、帛、布、纸等数十种则亦非天然药，类此等等，说明中药与天然药在概念上是有些区别的，为辨别起见比较如下：

## （一）中药的认知

（1）中医临床医疗上所用的一切传统药物。

（2）药物种类包括动物、矿物、植物、化合物、加工品等。

（3）《本草》等中药文献早有记载，中医临床应用已有悠久历史。

（4）药用品种大部分取自国内出产，仅有少数来自国外进口。

（5）一般常按中医理论处方用药。

## （二）天然药的认知

（1）自然界生长和存在的一切可供医疗使用的药物。

（2）药物种类仅限于各种矿物、动物、植物、矿泉水等一类天然物品。

（3）许多可作为药用的这类自然药物，有的还未被发现和利用，还需要研究探索。

（4）遍布自然界各地，不限国内所产品种。

（5）用药方式可随国家和地区不同。

综上所述，可见中药包括了部分天然药在内，但所有中药又不尽是天然药。部分天然药属于中药，但所有天然药也不尽是中药，这是由于二者都具有其特定含义，二者既有区别，又有联系。

中药自古以来绝大部分来源于天然药，对天然药的不断挖掘研究的同时，逐渐为中医临床治疗所利用，从而使许多天然药再转化为中药，使中药品种得到进一步的增加，自然界所蕴藏的天然药物，是攻克各种疑难尖端疾病的药物资源宝库，值得人们很好地去寻找、去探索的。

# 第三节　心血管细胞信号传递机制

在多细胞生物体内，细胞之间需要通过信息交流以调节机体的发育、生长和增殖，协调它们的代谢和功能。细胞间的信息传递形式主要有受体介导、非受体介导和缝隙连接等，经复杂的细胞内信号转导系统的转换而发挥其生物学功能，这一过程称之为细胞信号传递，这是细胞对外界刺激作出应答的基本方式，也是当前生命科学研究的一个热点话题。一些重大疾病，如肿瘤、心血管病、糖尿病和老年性痴呆等，与生物信号分子所携带的信息在细胞内的传递障碍密切相关。

细胞间的这种信息交流（或细胞通信）在有一定距离间隔的细胞间通过细胞分泌的信息分子进行。根据信息发放细胞和信息接收细胞（靶细胞）的间隔距离，这种细胞通信分为内分泌性信息传递、旁分泌性信息传递和突触性信息传递。突触性信息传递仅在神经系统中起作用，内分泌性信息传递和旁分泌性信息传递的细胞通信都是由靶细胞的特异性蛋白受体与信息发放细胞分泌的细胞外信息分子之间的相互作用而进行，并在靶细胞内诱发一系列级联反应，最终导致靶细胞产生相应的生物应答。

很多细胞外信息分子是水溶性的，如大部分激素、局部化学介质和所有已知的神经递质，它们不能直接透过细胞膜脂质双分子层而进入靶细胞。它们作用在靶细胞膜表面的特殊受体才能激活细胞内相应的信息分子，经信号转导的级联反应将细胞外信息传递至胞浆或胞核，调节靶细胞功能，这一过程称为跨膜信号转导。细胞外分子也有一些是脂溶性的，如类固醇激素、甲状腺激素等，它们可以直接穿过细胞膜的脂质双分子层，与位于胞浆或核内受体结合，激活的受体作为转录因子，改变靶基因的转录活性，从而诱发细胞特定的生物应答反应。但由于它们的疏水特性，它们在运输的过程中需要一种特异的载体蛋白结合，使之呈溶解状态。疏水性和亲水性信息分子在血液及组织液中存在的持续时间以及作用的持续时间有很大差异。大部分水溶性激素在进入血流后几分钟即被清除或者降解，一些神经递质被清除的速度更快，甚至以秒或毫秒计算；疏水性信息分子一般持续较久，如类固醇激素在血流中存在数小时，甲状腺激素可存在数天。

在紧密连接的细胞间可以通过缝隙连接进行信息分子的直接交换或者通过膜结合信息分子进行信息传递。缝隙连接主要分布于上皮、神经元突触、平滑肌、心肌等细胞间。连接处邻接两细胞的并列质膜间有2~3nm的间隙，其间有跨膜蛋白颗粒横架，在质膜表面排列成片。一个连接单元中央形成直径约2nm的隧道，相邻细胞质膜上的连接亚单位一一对应，隧道相通。离子和分子量不大于900Da的物质，如核苷、氨基酸、寡糖，以及小分子信息分子，如环腺苷酸、二酰甘油、磷脂酰肌醇能通过缝隙连接直接进入邻近细胞以协调其功能。

## 一、细胞内受体与介导的信号转导

除前列腺素之外，疏水性信息分子经简单扩散通过细胞质膜进入细胞内。一旦进入细胞即与胞内（胞浆或胞核）受体发生结合，导致受体构象变化或核转位。受体与配体结合后提高对DNA的亲和力，从而发挥对有关基因的转录调节作用，产生相应的细胞应答反应。

### （一）细胞内受体与激活

细胞内受体分布于胞浆或核内，其中核受体超家族成员本质上是配体调控的转录因子。核受体一般都有三个结构域：位于C端的激素结合区，位于中部富含Cys、具有锌指结构的DNA或热休克蛋白（heat shock protein，HSP）90结合区，以及位于N端的转录激活区。按核受体的结构与功能可将其分为以下两方面：

（1）类固醇激素受体家族。主要包括糖皮质激素、盐皮质激素、性激素受体等。甾类激素分子是化学结构相似的亲脂性小分子，分子量为300Da左右，可以通过简单扩散跨越质膜进入细胞内。类固醇激素受体（除雌激素受体位于核内外）位于胞浆，未与配体结合前与HSP结合存在，处于非活化状态。甾类激素与胞内各自受体结合使HSP从受体–HSP复合体上解离，暴露DNA结合区。激活的受体二聚化并转入核内，与靶基因DNA上的激素反应元件相结合或与其他转录因子相互作用，增强或抑制靶基因转录。甾类激素诱导的基因活化主要分为两个阶段：第一，直接活化少数特殊基因转录的初级反应阶段，发生迅速；第二，初级反应的基因产物再活化其他基因产生延迟的次级反应，对初级反应起放大作用。

这类激素的作用通常表现为影响细胞生长与分化等长期的生物学效应。

（2）甲状腺素受体家族。主要包括甲状腺素、维生素$D_3$和维A酸受体等。它们也是亲脂性小分子，其受体位于细胞核内，不与HSP结合，多以同源或异源二聚体的形式与DNA或其他蛋白质结合。配体人核与受体结合后，激活受体并与相关反应元件结合调节基因转录。也有个别的亲脂性小分子，如前列腺素，其受体在细胞膜上。

### （二）相同信息分子诱导不同的应答反应

甾类激素除在合适的靶细胞中诱导基因表达之外，在某些靶细胞则可在转录水平调节基因表达。例如，糖皮质激素对促乳素基因、丙基黑素皮质素基因和糖蛋白类激素α亚单位基因表达的抑制作用就是同一信息分子诱导的不同应答反应。比较糖皮质激素诱导和抑制基因表达的激素应答元件序列发现，两者的主要区别在于1、2、12及15核苷酸。

此外，糖皮质激素对不同靶基因的阻遏作用也可能是通过不同的机制，因为在糖蛋白类激素α亚单位基因，糖皮质激素与环磷腺苷（cAMP）反应蛋白相同重叠的DNA调节序列的结合有竞争作用；而丙基黑素皮质素基因上游60部位与糖皮质激素的结合阻止了CAAT盒（真核生物转录单位起点上游的保守序列，被一组转录因子识别）结合因子与其相关序列的相互作用。

## 二、非受体介导的信号转导

气体信号分子在细胞信号转导中的作用备受关注。气体分子NO的发现开创了气体信号分子这一新型研究领域，目前已发现3种气体信号分子：一氧化氮（NO）、一氧化碳（CO）和硫化氢（$H_2S$）。它们在体内内源性生成，发挥广泛的生物学效应。在心血管系统中内源性气体信号分子NO、CO和$H_2S$分别与其相应的合成酶——一氧化氮合酶（NOS）、血红素加氧酶（HO）和胱硫醚-γ-裂解酶（CSE）形成独立而又相互关联的体系（NO/NOS体系、CO/HO体系、$H_2S$/CSE体系），不仅参与心血管系统生理状态下功能和结构的维持，而且在高血压、肺动脉高压、感染性休克、动脉粥样硬化等心血管疾病中发挥重要的病理生理学作用，以NO为例说明气体信号分子的作用机制。

NO是一种可进入细胞内部的信号分子，能快速透过细胞膜，作用于邻近细胞。血管内皮细胞和神经细胞是NO的生成细胞，NO的生成由NOS催化，以L–精氨酸为底物，以还原型辅酶Ⅱ（NADPH）作为电子供体，生成NO和L–瓜氨酸。NO没有专门的储存及释放调节机制，靶细胞上NO的多少直接与NO的合成有关。

血管内皮细胞接受乙酰胆碱刺激，引起胞内$Ca^{2+}$浓度升高，激活一氧化氮合酶，内皮细胞释放NO，NO经自由扩散作用进入平滑肌细胞，与胞质可溶性鸟苷酸环化酶（又称NO受体）活性中心的$Fe^{2+}$结合，改变酶的构象，导致酶活性的增强和cGMP合成增多。cGMP可降低血管平滑肌中的$Ca^{2+}$浓度，引起血管平滑肌的舒张。硝酸甘油治疗心绞痛具有百年的历史，其作用机制是在体内转化为NO，从而舒张血管，减轻心脏负荷和心肌的需氧量。

### 三、细胞信号转导障碍与心血管疾病分析

在疾病发生发展过程中，由某种信息分子产生、释放过多或不足而引起功能代谢异常是很常见的，而另一种情况可称之为受体病，即有关信息分子（激素、递质）的产生、释放及生物活性并无异常，而患者却表现出与缺乏这些配体相似的表现。下面举例说明细胞内信息传递障碍与疾病发生的关系。

### （一）蛋白激酶C与糖尿病血管并发症分析

蛋白激酶C属于丝氨酸/苏氨酸激酶家族成员之一，广泛分布人体组织细胞中，参与多种生命活动，如蛋白磷酸化、信号传递、细胞增殖和分裂、跨膜离子转运、平滑肌收缩、基因表达等。二酰甘油是蛋白激酶C（PKC）在体内的主要激活物。

在高血糖状态下，通过合成途径致有向无环图（DAG）产量增加，激活PKC。活化的PKC再通过介导多种血管活性物质、生长因子等对血管组织产生一系列不良反应，引起血管的结构和功能改变，如内皮损伤、血管通透性增加、平滑肌收缩和增殖、单核/巨噬细胞黏附、基底膜沉积和增厚等，从而在糖尿病血管并发症中发挥重要作用。例如，高血糖通过PKC途径损伤血管内皮功能，特别是使具有舒张血管功能的一氧化氮释放减少，从而改变机体的血流动力学状态。在血管平滑肌，活化的PKC激活的多条信号传导途径中，促有丝分裂蛋白激酶作为体内信号传导通路之一，通过调节抑制细胞生长、细胞外基质基因表达等多种转录因子，在血管平滑肌细胞分化、增殖活动中起着十分重要的作用。

## （二）受体病分析

因受体的数量、结构或功能改变，使之不能介导配体在靶细胞中应有的效应所引起的疾病称为受体病或受体异常症。受体异常可表现为受体数目下调或减敏，前者指受体数量减少，后者指靶细胞对配体刺激的反应性减弱或消失。受体异常亦可表现为受体上调或增敏，使靶细胞对配体的刺激反应过度，二者均可导致细胞信号转导障碍，进而影响疾病的发生、发展。受体病分遗传性受体病和继发性受体病。家族性胆固醇血症是遗传性受体病。低密度脂蛋白（LDL）受体是位于细胞膜表面，是糖蛋白的一种。它能和血浆中富含胆固醇的LDL颗粒特异地结合，并经受体介导性内吞作用将其摄入细胞内，使其在溶酶体内降解并释出胆固醇，满足细胞的生长、发育及合成某些生物活性物质，并可防止胆固醇堆积于血浆中。由于LDL受体基因突变使LDL受体质或量异常可导致家族性高胆固醇血症，其特点是低LDL受体活性，高血浆LDL水平和早发的动脉粥样硬化。

按LDL受体突变的类型及分子机制可分为受体合成障碍、受体转运障碍、受体与配体结合障碍、受体内吞缺陷。因LDL受体数量减少或功能异常，其对血浆LDL的清除能力降低，患者出生后血浆LDL含量高于正常，发生动脉粥样硬化的危险也显著增高。此外，许多因素可以调节和影响受体的含量和亲和力，包括血液中激素的浓度、血液的pH、离子浓度、细胞内某些成分（如ATP）的浓度等。在病理情况下，通过这些因素的变化可以继发性地引起受体数量及结合活性的改变，如心力衰竭。心肌细胞上存在着 $\alpha$-受体及 $\beta$-受体，两者可进一步分为 $\alpha_1$、$\alpha_2$、$\beta_1$ 及 $\beta_2$ 亚型。

当各种原因引起心功能不全时，由于交感神经活动的代偿性加强，血浆去甲肾上腺素浓度升高，可使心肌细胞上的 $\beta_1$-受体减少。而在二尖瓣病、法洛四联症及缺血性心肌病末期，心脏 $\beta_1$-受体及 $\beta_2$-受体均减少。$\beta$-受体的减少可加快心衰的发展。给心衰患者长期使用小剂量的选择性 $\beta$-受体阻滞剂，可使 $\beta_1$-受体增加，从而改善心肌的收缩力。而非选择性 $\beta$-受体阻滞剂则可增加 $\beta_1$-受体及 $\beta_2$-受体的数目。

# 第四节　细胞凋亡与心血管药理

## 一、细胞凋亡的特征分析

细胞凋亡有其不同于细胞坏死的形态、生化代谢及基因的特异改变。坏死是由于某种物理、化学或生物因素造成的被动性意外死亡。形态上表现为细胞肿胀、膜通透性增加、溶酶体破裂，最后整个细胞破裂。由于胞浆外溢，可引起周围组织炎症反应。凋亡是细胞接受外界信号刺激后，启动自身的死亡程序，最终被邻近细胞吞噬。由于细胞内含物不外溢，不会引起炎症反应。细胞凋亡的特征，在形态上整个细胞皱缩、胞膜起苞、胞浆及核浓缩，继而胞核断裂，可形成有膜包围的凋亡小体。

生化代谢上的主要特征是由于内源性核酸内切酶的激活，使DNA在核小体间断裂，产生180~200个碱基对不同倍数的DNA片段，在琼脂凝胶电泳上，呈现梯状分布的DNA梯（DNA ladder），这是细胞凋亡的一大特征。体外培养的心血管细胞（血管平滑肌细胞、内皮细胞及心肌细胞）受到外界凋亡诱发因素的作用时，均可出现凋亡细胞特有的形态改变。

表1-1列出了目前常用的检测细胞凋亡的主要方法。细胞凋亡的特征在不同细胞上可能有所不同，迄今尚无一个检测方法是对所有细胞都特异的。因此，联合使用多种检测方法，相互印证，以便得到可靠的结论。另一个值得注意的问题是，大多数检测方法适用于体外培养的细胞样品，而检出体内组织样品中凋亡细胞的方法尚少，最常用的是脱氧核苷酸末端转移酶（TdT）介导的缺口末端标记法（termi-hal deoxynucleotidyl transferase-mediated dUTP nick-end labeling assay），简称TUNEL。虽然该法是目前最常用于检测组织中凋亡细胞的方法，但该法的最大缺陷是其不能精确地区别凋亡细胞与坏死细胞（necrosis），故应与其他方法合用。如可以用电镜做定量检测或测定DNA梯做辅助，也可以同时

测定组织中细胞凋亡标志酶的活性或与凋亡有关基因的表达水平（如Bcl-2族蛋白、p53等）。懂得上述方法的适应性和局限性可以帮助分析评价文献中报道的结果。

表1-1　目前常用的检测细胞凋亡的方法

| 形态学 | 检测目标及原理 | 备 注 |
|---|---|---|
| 相差显微镜 | 细胞皱缩，与邻近细胞脱离，胞核荧光染色后可见浓缩及裂解 | 方法简便可靠，适用于体外细胞培养标本，可定量 |
| 电镜 | 胞膜及线粒体改变，凋亡小体 | 可用于细胞及组织样品，特异性高，费时，不适于常规使用 |
| 生化或分子生物学方法Annix-V | 凋亡早期胞膜内侧磷脂酰丝氨酸（PS）转向膜外侧，Annix-V能特异地与Ps结合，故可用标记的Annix-V或抗Annix-V抗体来检测，并结合细胞流量计做定量 | 适用于早期凋亡细胞的检测 |
| DNA梯 | 激活的核酸内切酶使DNA在核小体间断裂，产生180~200个碱基对不同倍数的DNA片段，在琼脂凝胶电泳时呈梯状分布带 | 是细胞凋亡的一个主要特征，适用于细胞或组织样品，难以正确定量 |
| TUNEL | 在脱氧核苷酸末端转移酶（TdT）的介导下，可将标记的dUTP连接到细胞凋亡时DNA断裂后产生的3-OH末端 | 适用于细胞或组织样品，是检出体内组织样品中凋亡细胞的主要方法，缺点有假阳性的可能 |
| 酶联免疫分析 | 断裂的DNA与组蛋白形成复合物，用抗组蛋白和抗DNA抗体组成酶联免疫分析方法测定这一复合物的含量以代表细胞凋亡的程度 | 适用于体外培养细胞样品 |
| 流式细胞术 | ①测定DNA含量或细胞体积；②结合Annix-V或TUNEL方法 | 适用于细胞样品的定量测定 |

## 二、细胞凋亡在心血管疾病中的主要作用

### （一）急性心肌缺血/再灌注损伤分析

#### 1. 体外实验分析

在体外培养的心肌细胞上（主要是新生大鼠心肌细胞），多种模拟体内心肌缺血的病理因素，如缺氧、缺氧/再灌注、细胞因子、化学因子、氧自由基及增加心肌细胞张力等均可引起心肌细胞出现典型的凋亡特征，如形态与生化代谢的改变。同时也观察到与细胞凋亡有关的基因表达改变，如Fas、Bcl-2等。用分子

生物学手段改变心肌细胞内凋亡基因的水平，可以改变细胞凋亡的发生率。若将促凋亡基因p53引入心肌细胞，则凋亡细胞明显增加。而将Bcl-2家族中抑凋亡基因引入心肌细胞，则凋亡细胞减少，并对抗p53的作用。

在心肌细胞上也证实了线粒体在调控细胞凋亡上的重要作用。在未受刺激的心肌细胞上Bcl-2及Bcl-XL与线粒体相结合，而促凋亡成员Bad（Bcl-l/Bcl-2 associated death promoter）及Bax（Bcl-2-associated X的蛋白质）则主要存在于胞浆，当心肌细胞受到过氧化氢（$H_2O_2$）作用，Bad会很快地移往线粒体，随后出现Bad及Bcl-2的分解，同时可见细胞色素C从线粒体游离到胞浆中，线粒体膜的电位也下降。

此外，当心肌细胞接受凋亡刺激时，MAPK（称丝裂原活化蛋白激酶）通路也激活，如果阻断p38 MAPK（p38蛋白）可显著减少细胞凋亡，但若阻断激酶（ERK）则细胞凋亡显著增加。在去除血清及葡萄糖或加入化学因子引起的凋亡模型上，加入抑制剂可以保护细胞减少凋亡。在新鲜制备的成年大鼠心肌细胞上，缺氧/再灌流或加入肿瘤坏死因子可以引起细胞凋亡，在前者，加入血小板衍生生长因子或TGF-$\beta_1$可以减少凋亡。

在离体灌流的心脏上，缺氧/再灌流也可引起心肌细胞凋亡，并伴有心肌收缩功能下降，与此同时，MAPK转导通路激活，这种激活的程度在再灌注期更强。若在灌流液中加入p38抑制剂，则凋亡细胞数目明显减少，心肌收缩功能改善。若阻断ERK通路，则加剧凋亡细胞的出现和心收缩功能的下降。在同一模型上，心脏的血管内皮细胞也发生凋亡，且出现于心肌细胞发生凋亡之前。

2. 动物实验分析

心肌细胞凋亡在动物实验模型上也得到了广泛的证实。表1-2列出了产生心肌细胞凋亡的部分动物模型。在这些模型上，虽然都已证实了心肌细胞凋亡的存在，并显著高于正常心脏，但其发生率在不同模型上或不同的实验室的报道有很大的差异，除与动物种族及实验方法有关之外，可能与检出凋亡的方法有很大关系。

表1-2  出现心肌细胞凋亡的动物模型

| 种类 | 模 型 | 主要发现 |
|---|---|---|
| 大鼠 | 冠脉结扎缺血 | 数小时即出现心肌细胞凋亡，较坏死细胞出现早。主要分布在梗死区外围，并伴有Fas及Bax水平增高，Bcl-2水平下降 |
| 大鼠 | 冠脉结扎/再灌注 | 再灌注加速凋亡细胞出现，caspase（含半胱氨酸的天冬氨酸蛋白水解酶）表达增高，其分布与凋亡细胞一致。给予caspase抑制剂可降低凋亡细胞数目，缩小梗死区并伴有心肌功能的改善 |
| 家兔 | 冠脉结扎/再灌注 | 凋亡细胞增高，出现DNA梯，Fas及JNK增高，Bcl-2下降。给予β-受体阻断剂carvedilol后，上述改变减轻，心肌梗死缩小 |
| 犬 | 冠脉结扎/再灌注 | 凋亡细胞增高，DNA梯出现，Bcl-2下降。给予内切酶抑制剂后上述变化减轻，梗死面积缩小，局部收缩功能改善 |

3. 临床急性心肌缺血/再灌注分析

在急性心肌梗死再灌注患者的尸体标本上，凋亡的心肌细胞多发现在梗死区周围。凋亡的心肌细胞可见于梗死早期，也可发现于梗死达10天之久的患者心脏，且其数目似与左心室功能的下降有关。检测凋亡细胞的方法主要是采用TUNEL法并以检测DNA梯辅之。报道的凋亡细胞发生率有显著不同，从低于1%到高达12%，可能与检测方法有关。而比较一致的是凋亡细胞多见于梗死区周边（尚未死亡的心肌组织）并伴有Bcl-2及Bax的显著存在。在梗死区凋亡细胞数目减少，而在梗死区中心部位极少有凋亡细胞存在。在正常对照心脏标本，无TUNEL阳性细胞发现。

（二）慢性心力衰竭分析

慢性心衰是多种心血管疾病的共同转归。虽然起因不同，但渐进式地丧失心肌细胞为其共同特点。除心肌细胞坏死之外，细胞凋亡可能是心衰心肌组织丧失的又一个原因。引起心肌细胞凋亡的原因，包括氧自由基、缺氧、酸中毒、肾上腺素能神经功能亢进、心脏长期超负荷，以及病毒感染等。

在多种动物，包括小鼠、大鼠、犬、羊及猪的心衰模型上已证实了凋亡心肌细胞的存在。引起心衰的方法包括心脏转基因及去基因小鼠、慢性压力超负荷或自发高血压大鼠、慢性儿茶酚胺刺激、快速起搏或冠脉微栓塞犬等。在这些动物心衰模型上除发现凋亡心肌细胞之外，并伴有凋亡基因的改变（如Bcl-2家族成员）或凋亡信号转导水平的改变（如Fas、MAPK等）。在用抗$β_1$肾上腺素受体抗体形成的小鼠特发性扩张性心肌病模型上，心功能下降的同时，伴有心肌凋亡细胞增加和caspase活性的增高。

心衰患者出现心肌细胞凋亡的情况已在临床得到证实，除了发现凋亡心肌细胞的存在，在部分病例上也发现了细胞色素C从线粒体释放及caspase激活等。此外，在心衰患者血浆中发现有可溶性死亡受体Fas及其配基的存在，并发现心脏可以分泌可溶性Fas配基。在晚期扩张型心肌病及缺血性心衰患者，心脏组织中可溶性TNF-α受体蛋白显著增高，而临床给予pentoxifilline治疗6个月后，自发性扩张性心肌病患者的心功能显著高于安慰剂组，且血浆中TNF-α的浓度也低于未治疗组。有报道，心衰患者的心肌细胞表达内源性抗凋蛋白C-FLIP，凡有C-FLIP表达的细胞少见发生凋亡。

表1-3列出了部分临床报道的病例。从表中可见凋亡心肌细胞的发生率有很大差异，这可能与测定方法的特异性有关。另一个原因可能与样品收集及检测是否及时有关。目前认为晚期心衰患者心脏中凋亡细胞的发生率大概低于0.5%。由于凋亡细胞存在时间短暂，虽然在某一个时间点，其发生的绝对值可能很低，但如果考虑到这是一个持续不断发生的过程（如果引起的原因持续存在），而心肌细胞又不能再生，则凋亡引起的心肌细胞丧失仍是很可观的。

在心脏病患者包括心肌肥大及心衰的心脏中发现了另一种可能与心肌细胞减少有关的现象，称为自噬（autophagy）。自噬细胞形态上的主要特征是胞浆中含有双层膜包裹形成的空泡（vacuoles）。这是由胞浆蛋白及失去功能的细胞器形成的自噬体（autophagosome）再与溶酶体融合及代谢后产生的。目前对于调控细胞自噬的内外机制尚不清楚，对细胞凋亡与细胞自噬间的关系亦知之甚少。有人认为在一定情况下，细胞自噬可能是细胞对应激的适应机制而免以死亡。而多种情况下，自噬可能是细胞死亡的另一种方式。某些情况下细胞可在自杀（凋亡）及自噬之间转换。

表1-3 临床已报道的伴有心肌细胞凋亡的心衰病例

| 标本来源（例数） | 凋亡心肌细胞/% | 备 注 |
| --- | --- | --- |
| 特发性扩张性心肌病（53） | 0.1~0.35 | 心肌胞浆中检出细胞色素C堆积，出现DNA梯 |
| 缺血性心肌病（43） | 0~39 | Bcl-2表达增高，caspase活性增高 |
| 心律失常性右心室失常（8） | 0~28 | caspase-3表达增高 |

| 标本来源（例数） | 凋亡心肌细胞/% | 备　注 |
|---|---|---|
| 扩张性或缺血性心肌病 | | |
| （男性） | 0.16~0.25 | 较正常高85倍，除用TUNEL法检测外，部分样品并用电镜检测 |
| （女性） | 0.07~0.08 | 较正常高35倍 |

### （三）动脉粥样硬化及再狭窄分析

动脉粥样硬化是血管自身在许多病理因素下出现的一种重塑。由动脉粥样斑块破裂形成的栓子堵塞重要脏器的血液供应是导致患者严重后果的重要原因。故防止粥样斑块破裂是预防动脉粥样硬化患者出现严重后遗症或死亡的一个重要措施。

细胞凋亡发生于动物及人的动脉粥样硬化组织中。斑块中的细胞成分以平滑肌细胞发生凋亡最多，其次是巨噬细胞。凋亡的平滑肌细胞与caspase活性同处一个部位。而斑块中Fas阳性细胞具有典型的凋亡细胞形态特征，更证实了细胞凋亡发生于动脉粥样硬化。在家兔动脉粥样硬化模型上，给予高脂饮食愈久，斑块中检测到的凋亡细胞愈多，当停止高脂饮食后，在血管损伤区的凋亡细胞明显减少。

在动脉粥样硬化患者的动脉旋切标本上也检测到了凋亡细胞的存在，且细胞凋亡发生的程度与斑块形成的不同阶段有密切关联。在不同的临床报道中，斑块中出现凋亡细胞的百分率有较大差异，从1%~2%至20%~30%，这可能与检测方法的特异性及标本来源有关。但有一点是相同的，即破裂斑块中的平滑肌细胞数较之稳定斑块中的细胞数明显减少。

促进粥样硬化斑块中细胞凋亡的原因可能与巨噬细胞集落刺激生长因子（GMSGF）减少、存活的巨噬细胞分泌细胞因子TNF-α及IL-1β以及血管损伤部位促凋亡因子增高（如caspase-3、p53等）等有关。此外，其他因素如氧化的LDL、一氧化氮及血管紧张素受体的激活等也可能参与其中。

由于平滑肌细胞是粥样斑块中的主要细胞成分，这些细胞及它们所产生的大量细胞外基质是构成纤维帽的主要组成，当平滑肌细胞因凋亡而显著减少，并伴有胶原纤维形成减少，使纤维帽的稳定性下降，易于脱落形成栓子。在小鼠动脉粥样硬化模型上，用腺病毒将促凋亡基因如Fas配基或p53转入，出现纤维帽中平滑肌细胞显著减少，类似于人体不稳定斑块上所见的特征。

细胞凋亡对斑块的另一个重要影响是增加了斑块的致栓塞倾向（thrombogenecity），当细胞凋亡的早期，胞膜内侧的磷脂酰丝氨酸转向胞膜外侧，在凝血因子VIIa等的存在下，它可以成为凝血质（thrombin）的底物。已有实验证明，凋亡的平滑肌细胞及内皮细胞，具有类似血小板的功能，可以形成凝血质。斑块中存在的凋亡细胞一方面可以增加斑块侵蚀处本身的栓塞性，也可以因为斑块破裂，凋亡细胞及其微粒体进入血液中而增加了血液的致栓性。

构成粥样斑块的另一个主要成分巨噬细胞的凋亡对斑块稳定性的影响可能是双重的：一方面，因细胞凋亡而使巨噬细胞产生的蛋白水解酶减少，而对胶原纤维的代谢减少，有利于斑块的稳定；另一方面，巨噬细胞是清除斑块内其他凋亡细胞的重要机制，当巨噬细胞减少时，凋亡细胞在斑块内堆积，可以增加斑块的致栓性。体内不稳定斑块中凋亡的巨噬细胞可采用注入标记的Annix-V并结合成像技术得以检测。

了解细胞凋亡对动脉粥样硬化的影响，对人们更好地理解现有的治疗动脉粥样硬化药物的作用机制和研究新的防治动脉粥样硬化的药物可能都有帮助。例如降脂药物可以减少动脉粥样硬化斑块中的细胞凋亡，可能对稳定斑块有利。血管紧张素Ⅱ可以引起血管内皮细胞凋亡，加剧动脉粥样硬化的发展和致栓塞性，这可能是血管紧张素转化酶抑制剂减少心肌梗死及脑卒中的机制之一。类似的情况还见于雌激素，其保护内皮细胞、防治凋亡作用，可能是绝经期前女性动脉粥样硬化发生率低的原因之一。

经皮腔内冠状动脉成形术（PTCA，简称球囊扩张术）是采用带气囊的导管通过阻塞的冠状动脉，利用其机械力量疏通血管的方法。这种方法能迅速有效地解除血管堵塞，恢复冠脉供血，其近期效果显著。然而在术后6~12个月内，约30%~40%的患者原已疏通的血管会发生再狭窄（restenosis）。采用血管内植入支架（stent）等方法，虽有一定帮助，但再狭窄的问题没有根本解决。迄今试用过的预防再狭窄的药物，无一在临床试验中获得通过。失败的原因之一是对血管再狭窄的机制不清楚。现有的研究表明，再狭窄也是一种血管重塑。由于球囊扩张引起的血管内皮及管壁中层受损，引起平滑肌细胞的增生，迁移及产生大量的细胞外基质，导致血管新内膜增生，形成再狭窄。

在多种动物包括大鼠、兔及猪球囊扩张术模型上，都已发现在管壁受损部位有大量的凋亡细胞存在。在凋亡细胞出现的同时，也观察到有关凋亡基因在血管壁中表达水平的改变。例如，在球囊损伤管壁后，Bcl-XL的表达水平显著下降，与此时凋亡细胞的大量出现一致。从临床采获的动脉标本上，也看到了相当数目的平滑肌细胞出现在球囊扩张术后的血管内壁，此时Bcl-2的表达也明显低于正常血管壁。

鉴于平滑肌细胞增生及形成大量细胞外基质是PTCA术后血管重塑的一个主要方面，也是形成血管再狭窄的一个重要原因。如何调控这种重塑过程，已成为人们关注的一个方向。人们试图通过转基因技术向血管壁内引入促凋亡基因而达到抑制新内膜的增生。

### 三、心血管细胞凋亡的药理调控分析

细胞凋亡过程大致分为三个阶段：起始期、执行期及死亡期。在起始期，细胞通过受体等途径，接受外环境发出的凋亡信号，或是由于细胞内环境的变化诸如氧化应激等，激活了凋亡内通路。来自外界或内部的信号，必须通过转导通路，将凋亡信号传至执行者，即caspase-3等，由此引起了细胞凋亡的下一阶段，即执行期。

caspase-3的激活的同时，继而又激活了核酸内切酶，引起DNA裂解，细胞进入了不可逆转的死亡期。在细胞凋亡的前两个阶段，尤其是起始期，如果能够阻断凋亡信号的转导，防止或减弱caspase的激活，可以达到阻止或减缓细胞死亡的出现。

# 第二章　心血管疾病概论

循环系统是由心脏、血管和血液循环组成的神经体液调节装置，其功能是为全身组织器官运输血液，通过血液将氧气、营养物质及激素等供给组织，并将组织里的代谢废物带走，以保证人体新陈代谢的正常进行。本章重点探讨心血管疾病分类与诊断、心血管疾病的相关检查项目、心电图检查，以及心血管疾病防治的新策略。

## 第一节　心血管疾病分类与诊断

### 一、心血管疾病的分类

心血管疾病主要包括病因、病理解剖、病理生理。

#### （一）病因

根据致病因素的不同分为先天性心血管病和后天性心血管病两大类。

（1）先天性心血管病。由于心脏、大血管在胎儿时期发育异常，使病变累及心脏各组织和大血管引起的疾病。

（2）后天性心血管病。为出生后心脏受到外来或机体内在因素的作用而致病，包括几种类型。第一，动脉粥样硬化。常累及主动脉、冠状动脉、脑动脉、肾动脉、周围动脉等。当冠状动脉粥样硬化引起心脏血供障碍时引起的心脏病，称冠状动脉粥样硬化性心脏病（冠心病）。第二，风湿性心脏病（风心病）。在急性期可引起心内膜、心肌和心包炎症，称为风湿性心脏病；在慢性期主要累及瓣膜及其周围组织，形成瓣膜狭窄和关闭不全，称为风湿性心瓣膜病。第三，高血压病。显著而持久的动脉压增高可影响心脏，导致心脏扩大或功能减退，称为高血压性心脏病（高心病）。第四，肺源性心脏病（肺心病），为肺、肺血管或胸腔疾病引起肺循环阻力增高而导致的心脏病。第五，感染性心脏病，为病毒、细菌、真菌、立克次体、寄生虫等感染侵犯心脏而导致的心脏病。第六，分泌性心脏病，如甲状腺功能亢进性心脏病、甲状腺功能减退性心脏病。第七，血液病性心脏病，如贫血性心脏病等。第八，营养代谢性心脏病。第九，其他，如药物、化学物中毒、结缔组织病、高原环境和原因不明的心肌病等。

### （二）病理解剖

不同病因的心血管病可分别或同时引起心内膜、心肌、心包及大血管，形成具有特征性的病理解剖变化，不同的病理解剖特点可反映不同病因的心血管病，可引起心血管病。

（1）心内膜病变。可表现为心内膜炎、纤维蛋白组织增生、心瓣膜脱垂、黏液样变性、纤维化、钙化或撕裂等，这些病变均可导致瓣膜狭窄或关闭不全。

（2）心包疾病。如心包炎、积液、积血或积脓、缩窄、缺损等。

（3）心肌病/心律失常。心肌炎症、变性、肥厚、缺血、纤维化（硬化）均导致心脏扩大，心肌收缩力下降/心律失常。尚可导致心脏破裂或损伤、乳头肌或腱索断裂、心室壁瘤等。

（4）大血管疾病。如动脉粥样硬化、动脉瘤、中膜囊样变性、夹层分离、血管炎症、血栓形成、栓塞等。

（5）各组织结构的先天性畸形。

### （三）病理生理

不同病因的心血管病可引起相同或不同的病理生理变化。主要包括以下几个方面：

（1）心力衰竭。主要指心肌机械收缩或舒张功能不全。分为急性或慢性，左心、右心或全心衰竭，可见于各种心血管病，尤其是在疾病的晚期。

（2）冠状动脉功能不全。为冠状动脉供血不足造成的心肌缺血、缺氧的变化。

（3）休克。为周围循环血液灌注不良造成的内脏和外周组织缺血、缺氧，微循环障碍等一系列变化。

（4）心律失常。为心脏的自律性、兴奋胜或传导功能失调，引起心动过速、心动过缓和心律不规则的变化。

（5）乳头肌功能不全。二尖瓣或三尖瓣乳头肌缺血或病变，导致不能正常调节瓣叶的启闭，引起瓣膜关闭不全。

（6）高动力循环状态。为心排血量增多、血压升高、心率增快、周围血液灌注增多的综合状态。

（7）心脏压塞。为心包腔大量积液、积血或积脓，或纤维化、增厚、缩窄妨碍心脏充盈或排血，并造成静脉瘀血。

（8）其他。体动脉或肺动脉、体静脉或肺静脉压力的增高或降低；体循环或肺循环之间、动脉与静脉之间的血液分流等。

诊断心血管疾病时，需将病因、病理解剖和病理生理分别诊断并列出。例如，诊断风湿性心瓣膜病时要列出：第一，风湿性心脏病（病因诊断）；第二，二尖瓣狭窄或关闭不全（病理解剖诊断）；第三，心力衰竭（病理生理诊断）；第四，心房颤动（病理生理诊断）等。

## 二、心血管疾病的诊断

诊断心血管疾病应根据病史、临床症状、体征、实验室检查和器械检查等资料做出综合分析。

### （一）心血管病常见的体征分析

系统的体格检查是诊断心血管疾病的最基本且重要的手段，有的单凭体征就可做出诊断。在心血管系统疾病患者进行体格检查时，除仍应遵照正规操作之外，还应注意以下三个方面：

1. 心脏是否扩大与扩大的性质

采用视、触、叩诊的方法，可以确定心脏是否扩大，如左心室扩大时，心界向左下扩大。右心室肥厚或扩大时，心界向左而不向下扩大，左心室容量负荷增加时（如主动脉瓣或二尖瓣关闭不全），心尖搏动多呈弥漫性搏动，在阻力负荷增加时（如主动脉瓣狭窄引起左心室肥厚），在心尖部可触及有力的抬举性搏动。

2. 心脏是否有细震颤

如触及细震颤常表示为器质性病变，二尖瓣狭窄在二尖瓣区可触及舒张期细震颤，主动脉瓣、肺动脉瓣狭窄则可分别在胸骨右缘第2肋间、胸骨左缘第2肋间触及收缩期细震颤。

3. 注意心音性质

听诊时应注意有无杂音、附加音和心律失常等。

（1）注意心音强度，心音有无分裂，有无第三、第四心音。如二尖瓣狭窄常有第一心音亢进，肺动脉高压时常伴有肺动脉瓣区第二心音增强。房间隔缺损时可有固定的第二心音分裂。第三心音的出现可以是一种正常的生理现象，但亦可发生于严重的心肌损害或心力衰竭，此称室性奔马律，是病理现象，有临床意义。第四心音的出现常表示心室肌功能失常，心室舒张末压增高或其顺应性减退，心房收缩有力，心室充盈受阻。

（2）注意有无附加音。收缩期喷射音常因主动脉瓣、肺动脉瓣有轻度到中度狭窄和主动脉、肺动脉扩张而引起。在收缩中或晚期听到"咔啦"音，常表示有二尖瓣脱垂。心包叩击音的出现，提示缩窄性心包炎的存在。

（3）注意有无心脏杂音。心脏杂音对诊断心脏病有重要意义。舒张期杂音常表示有器质性心脏病。但出现收缩期杂音，不一定说明有心脏病，应根据杂音的响度、性质、占时长短和有无传导而定。如伴有细震颤则可肯定为器质性，三级以上的收缩期杂音也多为器质性。

此外，听诊还可发现心律失常，发现心包摩擦音可确诊为急性心包炎。血管的检查对心血管疾病的诊断可提供信息，如肝颈静脉回流试验阳性是早期右心衰竭的表现。通过观察颈静脉搏动的高度，可以估计静脉压增高的程度。四肢脉搏强弱不相等，血压显著不对称提示大动脉炎或栓塞性脉管炎。奇脉表示有心包积液或缩窄性心包炎。交替脉是左心衰竭的早期体征。其他部位的表现有时也可提供诊断心脏病的线索，如风湿热时，可发现皮肤有环形红斑或皮下结节；脂质代谢异常时，皮肤可有黄色瘤；感染性心内膜炎患者，可有皮肤或黏膜出血点，并可有发热、心脏杂音和脾脏肿大等。

## （二）心血管病的实验室检查

除常规血、尿检查之外，多种生化、微生物和免疫学检查有助于诊断。如感染性心脏病时体液微生物培养、血液细菌、病毒核酸及抗体等检查；风心病时有关链球菌抗体和炎症反应（如抗"O"、血沉、C反应蛋白）的血液检查；动脉粥样硬化时血液各种脂质检查；急性心肌梗死时血肌钙蛋白、肌红蛋白和心肌酶时测定等。

## （三）心血管病器械的检查

常用的有动脉血压测定、静脉血压测定、心脏X线透视和摄片、心电图检查等。科学技术发展的同时，新的检查方法不断推出，可分为侵入性和非侵入性两大类。

（1）侵入性检查。主要为心导管检查和与该检查相结合进行的选择性心导管造影如选择性冠状动脉造影，选择性指示剂稀释曲线测定心排血量，心腔内心电图检查、希氏束电图检查、心内膜和心外膜心电标测、心内膜心肌活组织检查，以及心脏和血管腔内超声显像、心血管内镜检查等。这些检查虽然给患者带来一些创伤，但可得到比较直接的诊断资料，诊断价值较大。

（2）非侵入性检查。包括各种类型的心电图检查如12导联心电图、24h动态心电图、食管导联心电图及起搏电生理检查、心电图运动负荷试验、心室晚电位和心率变异分析等，24h动态心血压监测；超声心动图如M型超声、二维超声、经食管超声、超声心动图三维重建等和超声多普勒血流图检查；实时心肌声学造影，电子计算机X线体层摄影（computed tomography，CT），包括多层螺旋CT〔multidetector CT（MDCT）或multislice spiral CT（MSCT）〕、数字减影法心血管造影（digital subtraction angiography，DSA）和CT血管造影（CT angiography，CTA）；放射性核素心肌和血池显像（SPECT）；磁共振体层显影（magnetic regonance imaging，MRI）及磁共振血管造影（magnetic resonance angiography，MRA）等。这些检查对患者无创伤性，故较易被接受，但得到的资料较间接。仪器性能和检查技术的不断更新和提高的同时，诊断价值也在迅速提高。对心血管病诊断时，不但要和其他系统的疾病进行鉴别、在不同的病因诊断间进行鉴别，还要在不同的病理解剖和病理生理诊断间进行鉴别。

# 第二节　心血管疾病的相关检查项目

## 一、心血管疾病的实验检查项目

### （一）尿液检查

慢性心力衰竭患者可有蛋白尿。感染性心内膜炎患者常有显微镜下血尿和轻度蛋白尿。肉眼血尿提示肾梗死。红细胞管型和大量蛋白尿提示弥漫性肾小球性肾炎。

### （二）血常规检查

急性心肌梗死（acute myoc、ardial infarction，AMI）起病24~48h后白细胞可增至（10~20）×10⁹/L，中性粒细胞增多，嗜酸粒细胞减少或消失。亚急性感染性心内膜炎患者以正常色素、正常细胞性贫血常见，白细胞计数正常或轻度升高，分类计数轻度核左移。急性者常有血白细胞计数增高和明显核左移。

### （三）血心肌坏死标记物的检查

心肌肌钙蛋白（cardiactroponin，cTn）是目前临床敏感性和特异性最好的心肌损伤标志物，已成为心肌组织损伤（如心肌梗死）最重要的诊断依据。心肌损伤标记物增高水平与心肌梗死范围及预后明显相关。在无法检测cTn时，可以使用磷酸肌酸激酶同工酶（creatine ki-nase-MB，CK-MB）质量检测。

（1）肌红蛋白。肌红蛋白（myoglobin，Mb）为早期心肌损伤标志物，Mb的升高比任何其他传统的项目都要早1h，并可有效地鉴别AMI，阴性排除价值高。AMI发病后1~3h内血清测出的敏感性可达62%~100%，但特异性不强，因为Mb并非心肌特异，最主要的假阳性来源于肾功能衰竭和骨骼肌疾病。Mb于起病后2h内升高，12h内达高峰，24~48h恢复正常。

（2）肌钙蛋白。肌钙蛋白（troponin，Tn）是横纹肌收缩的重要调节蛋白，它包括三个亚单位：肌钙蛋白C（TnC）、肌钙蛋白I（TnI）（相对分子质量2.4万）、肌钙蛋白T（TnT）（相对分子质量3.7万）。cTn存在于骨骼肌和心肌，在心肌细胞膜完整状态下，心肌肌钙蛋白I（cTnI）、心肌肌钙蛋白T（cTnT）不能透过细胞膜进入血液循环，故健康人血内不含或含极低量的cTnI和cTnT，当心肌缺血缺氧，发生变性坏死、细胞膜破损时，cTnI、cTnT弥散进入细胞间质，较早地出现在外周血中。cTn检测在急性冠状动脉综合征（acute coronary syndrome，ACS）中的临床用途主要有协助或确定诊断、进行危险分层、估计病情、治疗指导。这些心肌结构蛋白含量的增高是诊断心肌梗死（myocardial infarc-tion，MI）的敏感指标。在考虑MI诊断时，心脏标志物检测结果的评价应结合临床表现（病史、体格检查）和心电图检查的结果。AMI起病3~4h后cTnI或cTnT升高，cTnI于11~24h达高峰，7~10天降至正常，cTnT于24~48h达高峰，10~14天降至正常。在各种新的心肌损伤标志物中，肌钙蛋白有最宽的时间窗。

（3）CK-MB和CK-MB质量分析。CK-MB主要存在于心肌中，相对分子质量8.6万，在起病后4h内增高，16~24h达高峰，3~4天恢复正常，其增高的程度能较准确地反映梗死的范围，其高峰出现时间是否提前有助于判断溶栓治疗是否成功。1985年推出的CK-MB质量分析（CK-MB mass）方法，采用测定其蛋白浓度（μg/L），避免了活力测定方法中可能遇到的干扰（如巨CK等）。但CK-MB的特异性问题仍无法完全解决，如马拉松赛跑、骨骼肌损伤、肾衰竭患者CK-MB均可异常增高。应对心肌坏死标记物的测定应进行综合评价，如cTnT和cTnI出现稍延迟，而特异性很高，在症状出现后6h内测定为阴性则6h后应再复查，其缺点是持续时间可长达10~14天，对在此期间出现胸痛，不利判断是否有新的梗死。CK-MB虽不如cTnT、cTnI敏感，但对早期（<4h）AMI的诊断有较重要价值。

（四）心脏功能的标志物检查

B型钠尿肽（B-type natriuretic peptide，BNP）及N末端B型钠尿肽原（N-terminal B-type natriuretic peptide，NT-proBNP）是由心脏分泌的两种肽激素，是反映心脏功能的重要标志物，得到广泛的临床重视。人的心肌细胞首先合成含108个氨基酸的B型钠尿肽原（pro-B-type natriuretic peptide，proBNP），之后在内切酶的作用下切割为含76个氨基酸的N末端B型钠尿肽原和含32个氨基酸的C末端多肽BNP，二者来源相同并且等摩尔分泌。因此，从理论上讲，无论是检测BNP还是NT-proBNP，都可以反映体内心肌细胞受到的容量负荷和压力负荷的大小。有研究表明，BNP具有利钠、利尿、扩血管、拮抗肾素-血管紧张素-醛固酮系统（renin-angiotensin-aldosterone svstem，RAAS）和交感神经系统（sympathetic nervous system，SNS）的作用。当心室容量负荷或压力负荷增加时，心肌合成和释放BNP/NT-proBNP就会增多。国外大规模多中心临床试验的结果证实BNP/NT-ProBNP是诊断心力衰竭的较好的心肌标志物。欧洲心脏病协会（European Heart Association，ESC）和美国临床生化科学院（Academy of Clinical Bio-chemistry，NACB）分别于2001年和2004年将BNP/NT-proBNP列入了其起草的"心衰诊断及治疗指南"和"心肌标志物的应用指南"中。

BNP/NT-proBNP的临床用途有如下五个方面：

（1）临床诊断和鉴别诊断。如呼吸困难的鉴别诊断（心源性还是肺源性）；充血性心力衰竭的诊断；高血压心肌肥厚的诊断等。对那些可疑心力衰竭但症状、体征不明显或伴有临床表现相似疾病（如慢性阻塞性肺病）的患者应测定血浆BNP/NT-proBNP以辅助诊断。

（2）评价心脏功能。BNP/NT-proBNP浓度与心力衰竭程度相关，是判定心力衰竭及其严重程度的客观指标。

（3）心血管疾病预后估计和危险性分层。如心力衰竭的预后评价，预测再次患病率和死亡率；急性心肌损伤后的预后评价，预测再次患病率和死亡率，估计心肌缺血损伤范围，进行ACS危险性分层。在MI后2~3天，由于神经体液系统激活以及心肌细胞缺血坏死、室壁受到牵拉，BNP/NT-proBNP会一过性增高，在此之后持续增高提示心肌梗死后发生左心室功能不全，若持续升高达90天则提示发生左心室重塑。

（4）治疗效果的监测。BNP的浓度变化与疗效相关。可根据变化调整药物剂量、估计疗效。

（5）其他。BNP/NT-proBNP测定可以用于心力衰竭高危人群（如糖尿病、有心肌梗死病史者）筛查左心室功能不全患者，但不适用于大规模普通人群的筛查。

检测BNP或NT-proBNP并不是诊断心力衰竭（heart failure，HF）的必要条件。BNP或NT-proBNP的临床应用并不能替代目前常用的实验室检查。目前还没有证据显示BNP或NT-proB-NP可应用于普通人群筛查，以发现是否存在心功能不全。联合BNP与NT-proBNP的检测并不能提高诊断效能，检测其中一项即可。

### （五）心血管炎性标志物检查

C反应蛋白（C-reactive protein，CRP）等炎症标志物在心血管疾病中的应用受到重视。据研究发现，动脉粥样硬化、血栓形成，除了是脂质沉积的过程之外，也是一个慢性炎症过程。CRP是动脉粥样硬化、血栓形成疾病的介导和标志物。

据前瞻性研究资料显示，CRP是比低密度脂蛋白胆固醇（low-density lipoprotein cholesterol，LDL-C）更有效的心血管疾病预测指标。CRP对心绞痛、急性冠状动脉综合征和行经皮冠状动脉介入治疗的患者，具有预测心肌缺血复发危险和死亡危险的作用。

由于健康人体内的CRP水平通常低于3mg/L，因此，筛查一定要使用高敏感的检测方法，即测定高敏C反应蛋白（high-sensitivity C-re-active protein，hsCRP，能检测到不超过0.3mg/L的CRP）。用于心血管疾病危险性评估时，hsCRP<1.0mg/L为低危险性；1.0~3.0mg/L为中度危险性；>3.0mg/L为高度危险性。如果hsCRP>10mg/L，表明可能存在其他感染，应在其他感染控制以后重新采集标本检测。AMI时，CRP增高可持续1~3周。

## 二、心脏超声心动图的检查项目

超声心动图（ultrasound cardiography）是近代发展起来的新型诊断技术。医用超声利用雷达扫描技术和声波反射的特性，在荧光屏上显示超声波通过心各层结构时发生的反射，形成灰阶图像，借以观察心脏、大血管的形态结构和搏动状态，了解房室收缩、瓣膜形态和活动，以及心脏的功能，为临床提供具有重要价值的参考资料。由于对某些心脏病诊断的准确性高、重复性强、方法简单且无创伤和痛苦并重复性强，已成为心血管科不可缺少的检查手段。

### （一）超声心动图检查的类别

超声心动图检查的类别主要包括：M型超声、二维超声、多普勒超声心动图、对比超声心动图、多普勒组织成像、经食管超声心动图等。

（1）M型超声心动图。利用单探头发出一条声束，通过心脏各层组织反射回波构成距离时间曲线图，即一种能显示界面厚度、距离、活动方向与速度和心动周期关系的曲线，称之为M型超声心动图。

（2）多普勒超声心动图。多普勒超声技术目前可分为脉冲式多普勒、连续式多普勒、高脉冲重复频率式多普勒、多点选通式多普勒以及彩色多普勒血流显像五种，其中脉冲式多普勒（pulsed Doppler echocardiography）应用最广。它是在二维超声心动图定位情况下，利用多普勒原理，实时显示心脏或大血管内某一点一定容积血流的频谱图，是一种无创伤性能检查出心内分流和反流的技术。多普勒超声心动图（Doppler echocardiography，DE）可用于观察、测量血流的运动规律，如血流方向、血流性质、血流速度、血流量，确定血流紊乱的部位和方向。可协助二维超声心动图，明确结构异常的部位及走行，确定异常分流时相，对于心脏房室间隔缺损、瓣膜狭窄与关闭不全等具有较大的诊断价值。彩色多普勒血流显像是在脉冲多普勒多点取样的基础上和自相关技术相结合，再进行彩色编码处理得到的血流显像。

（3）二维超声心动图。二维超声心动图（two-dimensional echocardiography，2-DE）是心脏超声的核心检查手段。它是应用多晶体发出的多声束或单晶体单声束与快速机械扫描器配合，对心脏与大血管探查所取得的切面声像图，可从二维空间显示心脏、大血管不同方位的断面轮廓和各种结构空间关系的断面形态、大小、毗邻关系与活动状态，为断面灰阶图像，可以直接观察心脏、大血管结构及动态变化。

（4）对比超声心动图。对比超声心动图（contrast echocardiography）也称声学造影，将超声检查用造影剂（ultraound contrast agent，UCA），通过周围静脉注射进入血液循环系统，以增强超声波的反射强度，增强组织的回波能力，提高图像的清晰度和对比度。在M型或二维超声心动图监视下，声学造影剂在相应的心腔内出现浓密的回声，以测定心脏大小、室壁厚度、瓣膜反流，以及各种心内分流。

（5）负荷超声心动图。负荷超声心动图（stress echocardiography）利用运动或药物等方法增快心率，增加心肌耗氧量，使冠状动脉血流储备耗竭而诱发心肌缺血，并通过超声心动图作为检测手段来观察室壁运动及血流动力学的变化，对比运动前、中、后的结果，以检出心肌缺血和对代偿功能（冠状动脉储备功能）

作出定量评价，为临床医师进一步提供评价心肌血流灌注及左心室功能的无创伤性方法。

（6）多普勒组织成像。多普勒组织成像（Doppler tissue imaging，DTI）技术是一项以多普勒原理为基础的超声显像技术，是根据多普勒效应检测低速高幅运动的心肌组织，可准确、定量、无创评价心脏整体及局部的收缩功能与舒张功能。在临床心功能评价方面得到越来越广泛的应用。活体心脏多普勒信息主要由流动的血液以及运动的室壁产生，血液和室壁的结构、运动的速度及振幅是完全不同的，因而产生不同的多普勒信号特征。

（7）经食管超声心动图。经食管超声心动图（transesophageal echocardio-graphy，TEE）是心血管超声新技术，利用多平面经食管探头，从心脏后面观察心脏，可避免肺部气体、胸骨、肥胖等干扰因素影响。

**（二）心脏超声检查方法**

1. 切面方位的检查

超声心动图检查图像方位的描述采用统一的标准，2-DE绝大多数用扇形显示，其尖部为近场，代表身体表浅处结构的反射，一般位于荧光屏的上部，声束扫描线散开至深部，扇弧为远场，代表体内深处的反射，一般位于荧光屏的下部。图像的方位随探头平面所通过的结构而异。标准方位：2-DE检查心脏时，基本上是用三个相互垂直的平面，命名为长轴切面、短轴切面与四腔切面。

（1）长轴切面。探测平面纵向扫描心脏与前胸体表垂直，与心脏长轴平行，相当于患者平卧，检查者由左向右观察心脏各结构的矢状切割时的图像。扇尖为前胸壁，扇弧为心脏后部，图右为头侧，图左为足侧。由于心脏长轴有一定倾斜，故长轴切面与解剖学上之矢状面间有一个30°左右的夹角。

（2）短轴切面。扫描平面横断心脏，与前胸体表及长轴向垂直，相当于患者平卧，检查者由足侧向头侧观察心脏的横断面。图像上下方分别为心脏的前后侧，图左为心脏右侧，图右为心脏左侧。

（3）四腔切面。扫描平面大致上与心脏长轴及短轴相垂直，而与冠状切面近于平行。扇尖为心尖部，扇弧为心底部。图左为心脏右侧，图右为心脏左侧。

一次常规经胸超声心动图检查至少应该在以下切面观中进行观察：胸骨旁左心室长轴观、大血管根部短轴观、二尖瓣水平短轴观、乳头肌水平短轴观、心尖四腔观、心尖五腔观、心尖两腔观和心尖长轴观，需要时增加其他切面观，包括在剑突下和胸骨上凹进行探查。在每一个切面观中，应依次启动各种超声模式，仔细观察和评价心脏结构、功能以及血流状态。

作为每例患者的常规检查项目，彩色血流多普勒检查的最低要求是在至少一个切面观中观察肺动脉瓣，在至少两个切面观中观察其他心脏瓣膜。多普勒定量检查的最低要求：第一，用脉冲波多普勒在心尖四腔观中记录二尖瓣血流频谱（观察E峰和A峰速度）；第二，用连续波多普勒在心尖五腔观中记录跨主动脉瓣血流频谱（测量峰值速度）；第三，在彩色血流多普勒显示三尖瓣反流时用连续波多普勒记录跨三尖瓣血流频谱并测量峰值速度。

2. 2-DE测量检查

（1）长度测量及正常值。心腔及大血管的内径均以液性暗区两侧边缘处为起止点（不包括心壁与血液间界面反射光带的宽度），用电子游标尺在荧光屏上直接测量，或将图像放大后用普通测尺计算，单位是毫米（mm）。在测量心室（或心房）长径时，一端在心尖部（或心房顶部），另一端在房室瓣两侧附着处连接的中点。测量横径及前后径时，应取与两侧心壁（或血管壁）夹角相等的最长连线。选择时相时，收缩末期取心电图T波尖峰处，舒张末期取R波顶峰处。

（2）厚度测量及正常值。选择心壁两侧界面显示清晰处进行测量，其间的垂直距离即该区心壁的厚度（包括边缘光带的宽度）。单位：毫米（mm）。

（3）距离。指切面图上两点之间相隔的长度。单位：毫米（mm）。以二尖瓣前叶与三尖瓣隔叶两个附着点之距离为例，心尖位四腔图上的距离：9.51mm ± 0.73mm。

（4）面积。指切面图上环形结构轮廓的大小。在测量液性暗区之面积时，不包括其周边的光带。单位：平方厘米（$cm^2$）。以二尖瓣口面积为例，在舒张期开口最大时冻结后测量。二尖瓣面积在水平短轴切面上：$5.4871cm^2 ± 1.092cm^2$。

（5）容量。假设心腔为一椭圆形或锥状物，由其长轴、短轴/面积等推算出容积。

**（三）心脏超声心动图的临床应用**

1. 形态学检查分析

（1）先天性心血管结构异常。超声心动图能够较准确地显示先天性心血管发育异常，可以显示出病变部位、大小、性质、程度及邻近的大体解剖结构连接关系。如房间隔缺损、室间隔缺损、法洛三联症、法洛四联症、动脉导管未闭、心内膜缺损、大动脉转位、肺静脉畸形引流、先天性瓣叶发育畸形等。

（2）瓣膜病变。超声心动图能清晰地显示出各瓣膜的形态结构、开闭活动情况、瓣口大小、相应腱索的连接等，对瓣膜狭窄、关闭不全、瓣叶钙化、脱垂、穿孔、瓣环钙化、赘生物附着、瓣叶发育畸形等病变均能作出明确诊断。

（3）心脏及大血管疾病。应用于心肌病、冠心病、高血压病、肺源性心脏病、主动脉夹层、主动脉窦瘤及破裂等心血管病的诊断、预后评估、指导临床治疗及疗效评价。例如高血压导致的左心室肥厚，采用超声心动图测定，明显优于心电图（ECG）、X线胸片等检查。

（4）心脏、心脏旁（纵隔）肿瘤及血栓。心脏黏液瘤最常见，另外还有横纹肌瘤、畸胎瘤等；继发性心脏肿瘤主要见于肺癌、乳腺癌、纵隔肿瘤的转移。心腔内血栓形成，常见于左心房及左心室内，以左心房的左心耳、后壁最常发生。血栓形成最常见于慢性风湿性心瓣膜病、心房颤动。

（5）其他心包的增厚和积液。

2. 血流动力学检查分析

多普勒超声心动图的发展和应用，为心血管疾病的血流动力学分析提供了较为全面而准确的参数。

（1）基本血流动力学参数测定。二维超声直观地显示心脏及大血管形态结构的同时，以彩色多普勒叠加或用频谱多普勒定点定位测量、分析、计算，可以得到腔内血流的方向、速度、性质、时相、途径，以及血流容积、一流量等动力学指标。另外，可初步测定各心腔及大血管的压力、压力阶差，这对心血管疾病的诊断、鉴别诊断、判断病情程度、病情发展趋势、指导心外科手术术式，以及药物或非药物治疗疗效评定、预后等具有极其重要的意义。据研究表明，心腔大血管压力的测定结果与心导管介入检查的测定结果有明显相关性。

（2）心功能测定。由于M型、二维超声及脉冲多普勒能够分别显示心肌收缩与舒张特性、心腔大小的变化，以及收缩期、舒张期心脏的血流特点，通过测量相关数值，运用各种公式进行计算、对比分析，可间接估测心脏整体和局部的收缩、舒张功能。如左心室短轴缩短率、室壁增厚率或面积长轴法测左心室容量评价左心室功能，通过二尖瓣口血流、肺静脉血流频谱估测左心室舒张功能、右心功能等。

## 三、平板运动试验的检查项目

平板运动负荷心电图试验（简称运动试验，exercise ECG test load，EET）是临床最常用的评价心肌缺血及辅助诊断冠心病的无创性检查方法之一，以其较高的灵敏度和特异度成为临床上最重要的心脏负荷试验，广泛应用于冠心病的筛查、诊断、疗效和预后的评价。运动负荷中的活动平板运动试验诊断冠心病的特异性为69%~90%，敏感性随病变血管支数增加，从45%至100%，预测准确性平均为75%左右。

### （一）平板运动试验原理

由于冠状动脉具有一定的储备能力，与静息状态相比，运动时冠状动脉血流量可增加3~5倍，以保证心肌的氧需求，健康人即使进行极量运动，也不会出现心肌缺血表现。当冠状动脉发生病变，狭窄达到30%~70%时出现冠状动脉的血流储备能力下降，此时仍可满足一般的生理需要，静息状态下不出现心肌缺血的表现，因而普通心电图可完全正常。但运动时随着心脏做功及耗氧量的不断增多而病变的冠状动脉供血不能相应增加，出现血氧供需失衡时，心肌即发生缺血、缺氧。

临床上可通过运动试验，使心肌产生最大或接近最大的血供需求，诱发冠状动脉供血的相对或绝对不足，从而在心电图上表现出缺血性改变而加以诊断。

### （二）平板运动试验方案

目前已有多种方案可供选择。其主要区别在做功量递增方式（变速变斜率、恒速变斜率、恒定斜率变速等）和递增量，每一级持续时间（温醒过程）和做功总量等方面。做功量用代谢当量（metabolism equivalents，MET）来代表生理活动时的能量消耗。1MET相当于坐位基础状态时的能量消耗值，约为3.5mL/（kg·min）氧摄入量。目前应用最广泛的方案是Bruce方案，Naughton方案和ACIP方案应用甚少。

目前国内外常用的是以达到按年龄预计可达到的最大心率（maxi-mum heart rate，HRmax）或亚极量心率（85%~90%的最大心率），即以（220-年龄）×（85%~

90％）为负荷目标，前者称为极量运动试验，后者称为亚极量运动试验。运动中应持续监测心电改变，运动前、运动中每当运动负荷量增加一次均记录心电图，运动终止后即刻及此后每2min均应重复心电图记录直至心率恢复至运动前水平。同步测定记录血压。

### （三）平板运动试验适应证

（1）作为明确冠心病的辅助诊断检查方法。

（2）对已确诊的冠心病者，可以评估病情的严重性与预后，即可筛选出高危患者，确定进一步进行介入性诊断/治疗的必要性。

（3）急性心肌梗死早期危险性评估。

（4）作为冠状动脉重建患者的疗效判断的一个客观指标。

（5）可作为心功能的评定标准，是制定心肌梗死后和其他心血管患者的康复治疗运动处方客观依据。

（6）特殊人群的评价。

### （四）平板运动试验的禁忌证

（1）绝对禁忌证。急性心肌梗死（两天内）；高危不稳定型心绞痛；未控制的伴有临床症状或血流动力学障碍的心律失常；有症状的严重主动脉狭窄；临床未控制的心力衰竭；急性肺栓塞或肺梗死；急性心肌炎或心包炎；急性主动脉夹层分离。

（2）相对禁忌证。冠状动脉左主干狭窄；中度狭窄的瓣膜性心脏病；血清电解质紊乱；严重高血压（收缩压>200mmHg/舒张压>110mmHg）；快速性心律失常或缓慢性心律失常；肥厚型心肌病或其他流出道梗阻性心脏病；精神或体力障碍而不能进行运动试验；高度房室传导阻滞。

### （五）平板运动试验终止指标

准确掌握运动终点，及时终止运动是保证运动试验安全性的重要措施。目前普遍采用的终止运动试验的标准有症状限制性与心率限制性（次极量运动试验的目标心率为最大心率的85％~90％）两种。运动能力以MET表示，同时应报告患者运动的持续时间。EET常在患者达到最大预测心率时终止，但是，在运动试验过程中，有可能发生ST段异常、胸痛等临床症状，心率、血压的改变。因此，必须考虑其他的运动试验终点。

（1）终止绝对指征。运动试验中收缩压下降超过基础血压值10mmHg，并伴有其他心肌缺血征象；中重度心绞痛；逐渐加重的神经系统症状（如共济失调、眩晕或晕厥前期）；低灌注体征（发绀或苍白）；操作障碍而难以监测心电图或收缩压；受试者要求终止运动；持续性室性心动过速；ST段抬高≥1.0mm。

（2）终止相对指征。运动试验中收缩压下降超过基础血压值10mmHg，但不伴有其他心肌缺血征象；ST段或QRS波群改变，如ST段水平型或下垂型压低>2.0mm或明显的电轴偏移；除持续性室性心动过速以外的心律失常，包括多源性室性期前收缩、短阵性室性心动过速、室上性心动过速、传导阻滞等缓慢性心律失常；乏力、呼吸困难、腿痉挛、跛行；发生束支传导阻滞或心室内传导阻滞而难以与室性心动过速区别；胸痛加重；高血压反应（无明显症状，但收缩压>200mmHg，舒张压>115mmHg）。

中华医学会心血管病学分会、中华心血管病杂志编辑委员会2007年发布的慢性稳定型心绞痛诊断与治疗指南中，终止运动的指征包括：第一，出现明显症状（如胸痛、乏力、气短、跛行）；症状伴有意义的ST段变化；第二，ST段明显压低>4mm；第三，ST段抬高>1mm；第四，出现有意义的心律失常或收缩压持续降低10mmHg或血压明显升高（收缩压>250mmHg或舒张压>115mmHg）；第五，已达目标心率即（220-年龄）×85%者。

### （六）平板运动试验结果判断

平板运动试验结果判断包括运动能力、临床症状、血流动力学和心电图改变的分析。运动试验时出现的缺血性胸痛，特别是导致运动试验终止的心绞痛具有重要的临床意义。异常的运动能力、运动时收缩压反应和心率反应也是重要的发现。运动试验阳性的最常用和最重要的心电图标准是ST段压低和抬高的幅度。上斜型ST段压低应考虑为临界状态或阴性结果。

活动平板试验阳性判断标准：第一，运动中出现典型心绞痛；第二，运动中或运动后出现J点后60~80ms的ST段相对于基线水平型或下垂型压低或抬高≥1mm为运动试验阳性。

### （七）平板运动试验危险分层

运动试验不仅可检出心肌缺血，提供诊断信息，而且可以检测缺血阈值，估测缺血范围及严重程度，进行危险分层。Duke活动平板评分系统对冠心病患者的预后判断有比较公认的价值，中华医学会心血管病学分会发布的《慢性稳定型心绞痛诊断与治疗指南》将其作为患者一年病死率的评判指标。

Duke评分=运动持续时间（min）–（5×运动中或运动后任何导联ST段最大偏移量）（mm）–（4×心绞痛指数）

其中，心绞痛指数判定：运动中无心绞痛为0分；运动过程中出现心绞痛为1分；因心绞痛需终止运动试验为2分。通过Duke评分将患者分为冠心病低危组（≥+5分），1年病死率为0.25%，5年生存率为97%（不发生心血管事件的可能为93%）。中危组（–10分~+4分），1年病死率为1.25%，5年生存率为91%（不发生心血管事件的可能为86%）；高危组（≤–11分），1年病死率为5.25%，5年生存率为72%（不发生心血管事件的可能为63%）。75岁以上的老年人，Duke评分可能会受影响。

### （八）影响平板运动心电图判读的因素

（1）地高辛。在健康人群中应用地高辛，可使25%~40%的受试者出现运动试验时ST段下移，且年龄越大出现ST段下移者越多，但若下移程度>2mm并伴Q–T间期延长则仍提示有心肌缺血。服用地高辛静息心电图ST段压低未达到1mm的患者，如果运动试验结果阴性，冠心病的可能性大大降低；如果结果阳性，特异性低，需要进一步的检查。运动试验时可产生异常ST段反应。检查前需停药两周，以减轻药物对复极的作用。

（2）左心室肥厚伴复极异常。左心室肥厚同时静息心电图ST段压低未达到1mm者使运动试验特异性降低，但敏感性不受影响。因此，运动试验仍有价值。

（3）静息ST段压低。无论是否有已知的冠心病，静息心电图ST段压低是预后不良的严重冠状动脉病变的重要标志。静息心电图ST段压低未达到1mm的患者特异性较低，但是标准运动试验提高了缺血的敏感性，是较好的第一选择，标准运动试验在此类患者具有确诊的作用。据研究显示，休息时ST段压低者急性冠状动脉综合征的发生率是无休息时ST段压低者的两倍。对于这些患者，运动诱导的ST段压低2mm或恢复阶段下垂型压低≥1mm是诊断冠心病非常特异的指标。

（4）左束支传导阻滞。运动试验诱导的ST段压低常常伴有左束支传导阻滞，不提示心肌缺血。有左束支传导阻滞时，不存在ST段压低多少即有诊断意义的标准。

（5）右束支传导阻滞。运动试验诱导的ST段压低常常伴有右束支传导阻滞（V1~V3导联），与心肌缺血无关。但是，在左胸导联（V5和V6）或下壁导联（Ⅱ和aVF），右束支传导阻滞的存在并不降低运动试验对心肌缺血的敏感性、特异性或预测价值。

（6）心房复极。心房复极波方向与P波方向相反，并可以延伸到ST段和T波。运动期间，过大的心房复极波会产生非缺血性ST段下斜型压低。这种假阳性运动试验出现在较高的峰值运动心率时，无运动诱导的胸痛，下壁导联PR段明显压低。

### 四、心脏核医学的检查项目

电子计算机技术的开发及放射药物的进展同时，特别是单光子发射计算机断层术（single photon emission computed tomography，SPECT）的广泛应用，使得心血管系统放射核素检查日臻完善，形成了具有系统基础理论和临床实践的核心脏病学（Nuclear Cardiology），为心脏疾病患者特别是冠心病的诊断、病变范围和危险分层的估价、疗效监测，以及预后判断提供了可靠的非侵入性检查方法，并使活体研究人体心脏生理及代谢过程成为可能，为心血管疾病的病理生理研究提供了新的手段。

### （一）心脏核医学检查的类别

心脏核医学检查项目很多，主要包括心肌灌注显像（myocardial perfusion imaging，MPI）、正电子发射断层心肌显像、放射性核素心腔造影等。应用核素心血池显像技术测定心室功能是心室功能测定的"金标准"之一。

1. 心肌灌注显像分析

心肌灌注显像是一项成熟的显像诊断技术，美国心脏病学会/美国心脏学会/美国核心脏病学会（ACC/AHA/ASNC）的指南充分肯定和推荐其在冠心病的诊断、危险度分层、预后判断、药物和血运重建术的疗效评价等方面的应用。

心肌灌注显像主要分为两类：第一，有功能的心脏细胞对放射性药物选择性摄取并浓聚，从而使正常心肌显影而病损区不显影。局部心肌摄取放射性示踪剂的多少与该区域心肌血流灌注量呈正相关，故称心肌灌注显像。第二，放射性标记化合物只被坏死心肌所浓聚，正常心肌不吸收，用于诊断急性心肌梗死，故称为心肌梗死灶显像。临床上常用的是心肌灌注显像。

心肌梗死和心肌缺血分别表现为病灶处放射性缺损和放射性减低。轻度冠心病患者由于冠状动脉储备能力和侧支循环的存在，显像可表现为正常，对于此类患者，须进行运动负荷试验或双嘧达莫（潘生丁）、腺苷或多巴酚丁胺试验使心肌缺血充分显露。静息状态下即使冠状动脉狭窄程度达到90%~95%，心肌灌注显像仍可表现为正常；但在运动负荷或药物负荷状态下，狭窄冠状动脉的血流动力学可以出现明显变化，心肌灌注显像亦可发生明显异常。变异型心绞痛发作时心肌急性缺血区常显示特别明显的灌注缺损。

2. 正电子发射断层心肌显像分析

利用发射正电子的核素示踪剂如18F、11C、13N等进行心肌显像。除可判断心肌的血流灌注情况外，尚可了解心肌的代谢情况。通过对心肌血流灌注和代谢显像匹配分析可准确评估心肌的活力。

生理条件下，心肌代谢主要通过脂肪酸氧化获取能量（占心脏所需能量的40%~60%）。当心肌缺血时，局部血氧含量减少，脂肪酸的氧化代谢相应降低，葡萄糖成为心肌组织代谢的主要底物。这一代谢模式的变化是能够应用正电子核素断层显像（positron emission computed tomo-graphy，PET）方法识别缺血心肌的重要依据。心肌代谢显像常用的方法有葡萄糖代谢、心肌氧代谢和脂肪酸代谢等，可以用来评价心肌存活和心脏功能，估测预后，辅助确立治疗方案等。

3. 放射性核素心腔造影分析

应用放射性核素心腔内血池显影，可得到通过对心动周期中不同时相的显影图像分析，测定左右心室功能，包括整体和局部室壁运动、收缩功能和舒张功能。可测定左心室射血分数及显示心肌缺血区室壁局部运动障碍。

心血池动态显像包括利用放射性核素心血管造影进行的首次通过法和平衡法门电路心血池显像。

（1）首次通过法。首次通过法（first pass）是利用放射性核素心血管造影所显示的左、右心室血池的短暂影像，观察心室容积的变化以达到测定心功能的目的。放射性核素以"弹丸"方式静脉注射后，将随血流进入右心房→右心室→肺动脉→肺→左心房→左心室→主动脉，循环全身。

由于首次通过法采集数据的时间非常短，故必须使用灵敏度高的γ相机，按表格方式以20~50帧/秒的高速度采集显像剂首次通过心脏的信息，历时约30s，并采用容量较大的计算机处理所获得的信息。以"弹丸"方式注射的放射性核素，可以根据检查目的不同有多种选择：如欲将首次通过与心肌灌注显像结合进行，可选择$^{99m}$Tc标记甲氧基异丁基异腈（$^{99m}$Tc-MIBI）；若将首次通过法与平衡法门电路心血池显像相结合，则应用$^{99m}$Tc进行体内红细胞标记。

（2）平衡法门电路心血池显像。与首次通过法不同，"平衡法"是指放射性核素经静脉注射后，经过一定时间在血液循环充分稀释达到平衡后进行的心血池显像，最常用的显像剂为$^{99m}$Tc体内标记红细胞。用受检者自身的心电R波作为信号，触发启动γ照相机自动、连续、等时地采集心血池影像，这种技术称为生理信号的门电路技术。一般在一个心动周期内采集24帧影像连续采集300~400个心动周期后，由计算机把相同时间的影像叠加起来，最后显示出一个整合后的有代表性的心动周期的心血池系列影像。为了估计冠状动脉的储备应激能力，有些受检者需要做运动或药物负荷试验。

### （二）核素心肌灌注显像的临床应用分析

核素心肌灌注显像能够精确评估患者负荷和静息状态下的心肌血流灌注情况，从而明确有无心肌缺血以及缺血的面积、程度和部位，根据MPI能更准确地将患者分为低危、中危和高危，它是目前唯一通过一次检查可以同时了解心肌缺血和心室功能的技术。

对于心肌梗死患者，还必须了解心肌梗死区域是以已坏死的心肌为主，还是以暂时失去功能但仍有代谢活动的存活心肌（冬眠或顿抑心肌）为主，因为血运重建术可使后者受益而对前者无益。MPI结合核素心肌代谢显像是目前公认的存活心肌检测的"金标准"。

根据ACC/AHA/ASNC指南，MPI的主要临床应用适应证有：①有症状的患者诊断冠心病；②有高危因素的无症状患者诊断冠心病；③对可疑或确诊的冠心病患者进行危险分层；④冠状动脉造影所发现的临界病变（血管直径狭窄在25%~75%）的功能意义判断；⑤血运重建术后的患者（再狭窄或桥血管再闭塞的诊断）；⑥非心脏大手术之前评估患者的冠心病可能性及其危险度；⑦心功能不全患者的病因诊断；⑧有严重心律失常或心源性猝死患者的病因诊断；⑨冠心病的疗效评价；⑩存活心肌判断和心肌病的病因诊断。

### 五、心血管病核磁共振成像的检查项目

磁共振成像（magnetic resonance imaging，MRI）是20世纪80年代初出现的一种无创性影像学检查方法。MRI利用原子核在磁场内所产生的信号经重建而成像。心血管系统核磁共振成像不仅可准确地判断心脏大血管的形态和功能，而且在心肌灌注、斑块显像和冠状动脉显像等方面也正在凸显其价值，对于心脏、大血管疾病的诊断具有特殊的优势。

#### （一）心脏MRI的临床应用分析

1. 大动脉疾病分析

胸、腹主动脉疾病是MRI的最佳适应证。根据欧洲心脏协会关于核磁共振在心血管疾病临床应用的工作报告所述，MRI是大血管疾病的首选影像诊断的方法。

MRI能清晰显示胸（腹）主动脉瘤的部位、真假、形态、范围、附壁血栓和累及分支血管情况；对于主动脉夹层，能明确判定其破口位置、累及范围及主要分支受累情况；研制开发的全身三维核磁共振血管造影技术，该序列结合了传统血管造影和MRI层面解剖的优势，只需从上肢静脉注入20mL对比剂，在15~20s内即可获得全身动脉血管图像，非常立体直观而且简捷快速，对头臂动脉、腹部动脉分支的显示效果以及对比剂的安全程度都要优于CT血管造影。对于马凡综合征、大动脉炎以及动脉粥样硬化性周围血管病变等，核磁共振三维成像都能以最佳角度充分展示特征性的血管病理形态改变。

由于具有层面解剖、三维立体成像以及无创、无辐射、可重复性等临床优势，MRI的综合诊断效果优于传统的血管造影，非常适用于外科术后随诊，当前已经被认为是诊断主动脉疾病的"金标准"。

2. 缺血性心脏病分析

与其他影像学方法相比较，核磁共振成像对冠心病能提供丰富的诊断信息。

（1）心肌信号异常。

（2）节段性室壁运动异常；与冠状动脉分布区域一致。能判定运动减低、消失或矛盾运动（特异性高）。

（3）心肌梗死后并发症，室壁瘤、附壁血栓、室间隔穿孔、二尖瓣关闭不全。

（4）局部室壁变薄，多提示陈旧性心梗改变。

（5）存活心肌判定，心肌灌注延迟扫描技术，能明显提高正常心肌与梗死心肌的信号强度对比，广泛应用于冠心病心肌梗死后的存活心肌判定。该技术能精确显示心肌梗死的累及范围、透壁程度以及存活心肌的分布区域，对于临床判定血管再通术的治疗效果以及评估预后，可以提供特异性的影像诊断依据。

（6）冠状动脉核磁共振血管成像（coronary magnetic resonance angiog-raphy，CMRA），目前仍处于临床前期研究阶段。

3. 心肌病分析

（1）肥厚型心肌病（hypertrophic cardiomyopathy，HCM）。HCM患者核磁共振延迟强化心肌的范围，可能与心肌病变（尤其是心肌纤维化）的程度或进展存在某种量化的关联，也是提示HCM患者左心室泵功能衰竭或出现恶性心律失常（非持续性多源性室性心动过速或心室颤动）的一个重要的指标。

（2）原发性扩张型心肌病（dilated cardiomyopathy，DCM）。DCM患者的核磁共振延迟增强扫描多无心肌强化改变，而缺血性DCM患者，其大部分室壁通常呈非透壁性内膜下强化。核磁共振成像作为无创性、多功能、高精度的诊断方法，对临床鉴别扩张型心肌病的病因具有重要的价值。

（3）致心律失常性右心室发育不良。临床上主要累及右心室的致心律失常性右心室发育不良，在核磁共振成像上亦可见特征性病理改变，并且与外科手术病理结果有良好的相关性。

4. 心包疾病、心脏肿瘤分析

核磁共振成像对心包积液及缩窄性心包炎具有很高诊断价值。继发改变如心房增大、体静脉扩张、肝大、腹水或偶尔出现的胸腔积液，均能很好显示。

心房肿瘤多为黏液瘤，主要见于左心房，少见者包括血管肉瘤（恶性）等，多见于右心房。心室肿瘤包括肌性、纤维肌性、血管瘤、黏液瘤等，呈壁在性或腔内性。心壁外心包内肿瘤多为间叶组织性，如脂肪瘤等。心包肿瘤原发者多为间皮瘤。血栓病变位于心房者多继发于心房颤动，位于心室者多继发于心肌梗死者。

5. 先天性心脏病分析

核磁共振成像的迅速发展的同时，使先天性心脏病的诊断水准提高，检查年龄范围扩大（可至3~4岁）。先天性心脏病核磁共振检查的主要内容包括：心脏各房室腔及两大动脉的位置、形态和连接关系整体评估；房室瓣病变；主动脉先天畸形；肺血管发育异常以及外科手术后无创性疗效评估等。

先天性心脏病检查采用快速屏气序列，极大缩短了扫描时间。三维对比增强核磁共振血管造影对于显示重要分支血管病变（如头臂动脉、肾动脉、体—肺侧支等）和肺动脉病变，以及外通道血管开通情况，都能取得优良的诊断效果。同时，核磁共振相位对比流速标测技术日趋成熟，能够较精细地测量外科手术前后心脏泵功能演变，以及与治疗有关的各瓣膜功能状况。

（二）心脏MRI的禁忌证分析

（1）体内安装有心脏起搏器。

（2）术后体内置有动脉瘤止血夹者。

（3）术后体内置有大块金属植入者，如人工股骨头、胸椎矫形钢板等。

（4）不能平卧者。

（5）严重心律失常者。

（6）昏迷躁动、有不自主运动或精神病不能保持静止不动者。

（7）人工瓣膜植入术后，应用高场强（≥1.0T）扫描机。

（8）疑有眼球内金属异物者。

（9）重症糖尿病胰岛素依赖，用微量泵输入胰岛素者。

# 第三节　心电图检查

## 一、临床心电学的基本知识

心脏在机械性收缩之前，心肌先发生电激动。心肌的电激动传布全身，在身体不同部位的表面发生电位差。通过心电图机把心脏每一心动周期所产生的不断变化的电位描记成曲线，即心电图（electrocardio-gram，ECG）。临床心电图学就是把身体表面变动的电位记录下来，结合其他临床资料，以辅助临床诊断的一门科学。

### （一）心电图产生的基本原理

1. 心肌细胞的极化状态与静息电位

心肌细胞静息状态下，存在于细胞膜内、外两侧的电位差，称为静息电位。静息状态下，心肌细胞对$K^+$的通透性较高，$K^+$顺其浓度梯度由膜内向膜外扩散，致使细胞内电位下降、细胞外电位上升，引起电位差。膜内、膜外的电位差可对$K^+$的外流起阻止作用，$K^+$外流达到一定程度后即趋于稳定。心室肌细胞的静息电位约为-90mV，膜外为零。这种以细胞膜为界，膜外呈正电位，膜内为负电位，并稳定于一定数值的静息电位状态称为极化状态。

2. 心肌细胞的除极、复极过程与动作电位

心肌细胞一端的细胞膜受到一定程度的刺激时，细胞膜对离子的通透性发生变化，引起膜内外阴离子、阳离子的流动，使细胞内外正负离子的分布发生逆转，受刺激部位的细胞膜出现除极化，使膜外侧具负电荷而膜内侧为正电荷。心肌细胞兴奋时所发生的这种电位变化称为动作电位，即心肌细胞的除极和复极过程，其中0相为除极化，1相、2相和3相为复极化，4相为静息期。

0相——除极化期：心肌细胞受刺激时钠通道开放，细胞膜对$Na^+$的通透性急速升高，使细胞外液中的大量$Na^+$渗入细胞内，膜内电位从静息状态的-90mV迅

速上升到+30mV，形成动作电位的上升支即0相。0相非常短暂，仅1~2ms。这种极化状态的消除称为除极化。相当于心电图QRS波群的前半部分。

1相——早期快速复极相：心肌细胞经过除极后，膜内电位又逐渐恢复至负电位状态称为复极，动作电位到达顶峰后，立即开始复极，复极开始到达零电位形成1相。此时$Na^+$的内流已锐减，细胞膜对$K^+$和$Cl^-$的通透性增大，引起$K^+$的外流和$Cl^-$的内流，其中$K^+$外流是主要的，使膜内电位快速自+20mV下降至0线形成1相，约10ms。相当心电图QRS波群的后半部分。

2相——平台期：为缓慢复极化阶段。表现为膜内电位下降速度锐减，停滞于接近零电位的等电位状态，形成平台。此期持续时间较长，100~150ms，在膜电位低于–55~–40mV时，此时膜上的钙离子通道激活，使细胞外$Ca^{2+}$缓慢内流，同时又有少量$K^+$外流，致使膜内电位保持在零电位附近不变。相当于心电图的ST段。

3相——快速复极末相：此期复极过程加速，膜内电位较快下降至原来的膜电位水平，主要由于膜对$K^+$的通透性大大增高，细胞外$K^+$浓度较低促使$K^+$快速外流。相当心电图的T波。

4相——静息相：通过细胞膜上钠—钾泵活动的加强，使细胞内外的离子浓度差得到恢复至静息状态水平。相当于心电图T波的等电位线。4相的开始相当于复极过程完毕，心室舒张期由此开始。

## （二）电偶学说与容积导电分析

### 1. 电偶学说分析

心肌细胞除极与复极的过程在临床心电图上通常用电偶学说来说明。由两个电量相等、距离很近的正负电荷所组成的一个总体，称为电偶。正电荷称为电偶的电源，负电荷称为电偶的电穴，其连线称为电偶轴，电偶轴的方向是由电穴指向电源，两极间连线的中点称为电偶中心。当一个心肌细胞膜某一点受刺激时，由于$Na^+$的内流使此处膜内变为正电位，膜外变为负电位而首先除极，而邻近细胞保持膜外为正电位、膜内为负电位，形成电位差，产生电流。除极部分为负电荷（电穴），未除极部分为正电荷（电源），二者形成电偶。电流的方向由电源流向电穴。如果探查电极面对除极方向（电源），即可描记出向上的波；反之，则描记出向下的波。除极波的扩展的同时，整个心肌细胞全部除极，细胞膜内、外分别均匀地聚集正、负电荷，细胞膜外的电位差消失，无电流存在，则记录为一平线。

心肌细胞的复极程序与除极相同，先除极者先复极。复极部分的膜外获得正电荷，未复极的部分膜外仍为负电荷，二者之间产生电流，复极端为电源，未复极端为电穴，二者再次形成电偶，产生电流，电流方向仍为电源流向电穴，与除极时方向相反，如探查电极位置不变，面对复极电极方向，则描记为负波；反之则描记为正波。整个心肌细胞恢复极化状态后，电偶消失，无电流产生，再次描记为一平线。

2. 容积导电分析

心肌细胞在除极与复极的过程中，形成电偶，产生电流，在每一瞬间都将传播到整个体液内。这种现象和一束肌纤维放在一盆盐水内，不断产生电偶作用与周围的情况完全相似，这种导电的方式称为容积导电。人体亦可看作容积导体，心脏处于这一导体之中。在容积导体中各处都有强弱不同的电流在流动着，因而导体中各点存在着不同的电位差，通过电偶中心可做一垂直平面，因面上各点与正负两极距离相等，故在此平面上各点的电位均等于零，称为电偶电场的零电位面，零电位面把电偶的电场分为正、负两个半区。

（三）心电图导联分析

心脏除极、复极过程中产生的心电向量，通过容积导电传至身体各部，并产生电位差，将两电极置于人体的任何两点与心电图机连接，就可描记出心电图，这种放置电极并与心电图机连接的线路，称为心电图导联。常用的导联如下：

1. 心电图——标准导联

亦称双极肢体导联，反映两个肢体之间的电位差。

Ⅰ导联：将左上肢电极与心电图机的正极端相连，右上肢电极与负极端相连，反映左上肢（L）与右上肢（R）的电位差。

Ⅱ导联：将左下肢电极与心电图机的正极端相连，右上肢电极与负极端相连，反映左下肢（F）与右上肢（R）的电位差。

Ⅲ导联：将左下肢与心电图机的正极端相连，左上肢电极与负极端相连，反映左下肢（F）与左上肢（L）的电位差。

2. 心电图——加压单极肢体导联

标准导联只是反映体表某两点之间的电位差，而不能探测某一点的电位变化，如果把心电图机的负极接在零电位点上（无关电极），把探查电极接在人体任一点上，就可以测得该点的电位变化，这种导联方式称为单极导联。将心电图机的无关电极与中心电端连接，探查电极连接在人体的左上肢、右上肢或左下肢，分别得出左上肢单极导联（aVL）、右上肢单极导联（aVR）和左下肢单极导联（aVF）。

## 二、心电图的分析方法与临床应用

### （一）心电图的分析方法

只要熟记正常心电图的标准范围及常见异常心电图的诊断标准，经过实践就能分析心电图。阅读时可按以下步骤进行：

（1）将各导联的心电图大致浏览一遍，注意有无伪差。常见的心电图伪差有交流电干扰、肌肉震颤干扰、基线不稳、导联连接错误、定标电压不标准、导线松脱或断线。

（2）首先找出P波，一般P波在Ⅱ、Ⅵ导联最清楚，观察P波的有无、P波的形态及P波与QRS波群的时间关系。并且测定P-P或R-R间隔，计算心房率或心室率。

（3）观察各导联的P波、QRS波群、ST段和T波的形态、方向、电压和时间是否正常。

（4）测量或计算心电轴，测量P-R间期和QT间期。

（5）比较P-P间隔和R-R间隔，找出心房率与心室率的关系，注意有无提前、延后或不整齐的P波和QRS波群，以判定异位心律和心脏传导阻滞的部位。

（6）最后结合临床资料，做出心电图结论。心电图是否正常，可归纳为以下4类：第一，正常心电图。第二，大致正常心电图，是指在个别导联上出现QRS波群切迹，ST段轻微下移或T波轻微降低等改变。第三，可疑心电图，是指在若干导联上出现轻度异常改变，或有一项特殊改变而不能肯定异常者，如指明可疑之处，如可疑左心室大等。第四，不正常心电图，指心电图肯定异常且有临床意义，应直接写出心电图具体诊断，如左心室肥厚、急性前壁心肌梗死、右束支传导阻滞等。

## （二）心电图的临床应用分析

心电图是临床诊断心血管疾病的重要方法之一，其主要的应用范围和价值有如下五个方面：

（1）分析与鉴别各种心律失常。心电图是检查、确诊各种心律失常的有效方法之一。

（2）确诊急性心肌梗死及急性冠状动脉供血不足，可估计梗死部位、范围、观察其动态演变过程。

（3）协助诊断慢性冠状动脉供血不足、心肌炎、心肌病。

（4）判别有无心房肥大、心室肥厚，从而协助诊断某些心脏病如风湿性、肺源性、高血压性等心脏病。

（5）观察药物对心肌的影响，如洋地黄、抗心律失常药物等。

（6）诊断电解质紊乱及判定治疗效果。

## （三）心电图对心脏病诊断的局限性分析

（1）心电图主要反映心脏电兴奋过程，不能反映心脏功能及瓣膜情况。

（2）某些心脏病变，心电图可以正常，如瓣膜病早期或双侧心室肥厚，故正常心电图并不能排除心脏病变的存在。

（3）一些心电图改变并无特异性，同样的心电图改变可见于多种心脏病。

总而言之，心电图在疾病的诊断上有一定价值，但也有局限性，在做出心电图诊断时，必须结合其他临床资料，方能作出比较正确的判断。

# 第四节　心血管疾病防治的新策略

## 一、心血管疾病危险因素防治概述

### （一）心血管危险因素的概念解读

心血管危险因素是指群体中由于某危险因素的存在，心血管病的发生率增加，而当这一危险因素被消除后，心血管病的发生率明显下降，其中吸烟、高血压、糖尿病、血脂异常、肥胖等已被公认为心血管病的主要生物学危险因素。

危险因素的确定，必须合乎下列判断标准：

（1）进行前瞻性研究，其因素与心血管疾病发病具有因果时间顺序，危险因素要早于疾病。

（2）相关性的不同研究应一致。

（3）相关性是独立的、分级别的和连续的，疾病发病率随着危险因素水平增加而增高。

（4）存在危险因素促使疾病发生的可信机制。对危险因素进行干预的临床对照研究可降低疾病的发病率和病死率。

由于心血管病通常由两个或两个以上危险因素协同作用发病，因此在计算某人的发生概率时，不能仅考虑单个危险因素的作用，而必须考虑对发病起独立作用的所有危险因素的总合，这就是整体危险的概念。

### （二）常见的心血管病危险因素的分类

常见的心血管疾病包括高血压、脑卒中和冠心病等，具有许多共同的危险因素。流行病学大量研究表明，高血压是中国人群心血管病的第一位危险因素，吸烟为第二位，高胆固醇血症为第三位。人群中心血管病的归因危险35%~40%为高血压，30%~35%为吸烟，10%~15%为高胆固醇血症。换言之，中国心血管病（心脏病、脑卒中）的发病危险的70%是与高血压、吸烟有关的，80%是与高血压、吸烟、高胆固醇血症有关。

高血压、吸烟、高胆固醇、糖尿病与胰岛素抵抗、肥胖、年龄、性别、早发心血管疾病家族史是冠心病（coronary heart disease，CHD）确认的传统危险因素。除年龄、性别、家族史不可人为改变之外，其余均已被证实干预治疗可降低CHD发病率，也称为可改变的危险因素。而一些流行病学及实验研究都提示一些新的因素与CHD的发生相关，例如，炎性因子、高半胱氨酸血症、脂蛋白（a）［lipoprorein-α，Lp（a）］、血浆纤维蛋白原、高尿酸血症、高胆红素血症等。危险因素有多种分类方法，各家意见不一。目前，比较一致的分类方法，见表2-1。

表2-1　心血管病危险因素分类方法

| 主要（传统）危险因素 | 潜在危险因素 | 社会经济/心理行为因素 |
| --- | --- | --- |
| （1）年龄<br>（2）家族史<br>（3）男性<br>（4）高血压<br>（5）吸烟<br>（6）血清总胆固醇升高<br>（7）血清低密度脂蛋白胆固醇升高<br>（8）血清高密度脂蛋白胆固醇降低<br>（9）糖尿病 | （1）超重/肥胖<br>（2）血清三酰甘油（甘油三酯）升高<br>（3）胰岛素抵抗糖代谢异常<br>（4）血清脂蛋白（a）升高<br>（5）凝血因子升高<br>（6）高敏C反应蛋白升高<br>（7）血浆同型半胱氨酸升高<br>（8）睡眠呼吸障碍 | （1）教育程度（偏低）<br>（2）经济收入<br>（3）职业及其变动<br>（4）不健康饮食<br>（5）缺乏体力活动<br>（6）过量饮酒<br>（7）精神紧张（压力）<br>（8）性格类型 |

（1）高血压。高血压是脑卒中、冠心病和其他心血管疾病的独立危险因素，单纯收缩压升高也可增加冠心病危险，随着血压水平升高，心血管发病危险持续增加。

（2）血脂异常。脂质代谢异常是动脉粥样硬化最重要的危险因素。高胆固醇血症和低密度脂蛋白胆固醇（LDL-C）升高是重要的心血管病危险因素。

（3）糖尿病与胰岛素抵抗。大量的流行病学证明，糖尿病是动脉粥样硬化性心血管病的独立且最重要的因素。糖尿病不再仅仅是CHD的重要危险因素，而且是CHD的等危症。胰岛素抵抗是机体内胰岛素敏感性降低导致的高胰岛素血症，可引起一系列代谢紊乱，如高血压、高血糖、血脂异常等，对心血管危险因素的聚集起重要作用，可致CHD增加。

（4）吸烟。吸烟为中国心血管疾病的第二位危险因素，也是花费与获益比最低的危险因素。吸烟者与不吸烟者比较，心血管疾病发病率和病死率增高2~6倍，且与每日吸烟的支数成正比。被动吸烟也是危险因素。

（5）肥胖。肥胖为男性冠心病危险因素中继年龄及血脂异常后的第三个最重要的危险因素。体重指数（body mass index，BMI，单位：$kg/m^2$）的差别对血压水平和高血压患病率有显著影响。

（6）代谢综合征。是一组由遗传因素与环境因素共同决定的临床症候群，包括葡萄糖与胰岛素代谢异常，肥胖特别是腹型肥胖，高脂血症与高血压。肥胖所致代谢综合征日益增多，是代谢综合征的发病基础。代谢综合征是多个心血管危险因素的聚集体。

（7）缺少体力活动。体力活动减少是造成超重/肥胖的重要原因之一。

### （三）“新”的或潜在的心血管危险因素

除传统的危险因素之外，有一些因素也与心血管疾病有关。研究较多的"新"的危险因素或危险标志主要有C反应蛋白、同型半胱氨酸、纤维蛋白原和胆红素等。

（1）C反应蛋白。C反应蛋白（CRP）在动脉粥样硬化（AS）的发生、发展过程中起重要作用。流行病学研究显示，血清CRP浓度不但是独立于其他危险因素的心血管风险预测因子，且可提示疾病的预后，也是心血管疾病的直接致病因素。CRP影响血管病变进展的可能机制主要包括：①激活补体，诱导细胞黏附因子和组织因子的表达；②介导内皮巨噬细胞吞噬LDL-C；③诱导单核细胞黏附到血管壁；④促进内皮素和白介素-6的产生。此外，还有一些炎性因素如肿瘤坏死因子、肺炎衣原体等正在研究中，它们与冠心病的关系需进一步证实。

（2）高同型半胱氨酸血症。同型半胱氨酸（homocysteine，Hcy）是蛋氨酸代谢的中间产物，是一种含硫胺氨基酸，其高血浆水平与饮食叶酸、维生素$B_6$和维生素$B_1$的摄入量呈负相关。它通过直接影响动脉壁细胞和组织而致动脉粥样斑块形成，是研究最活跃的CHD危险因素之一。根据目前的研究结论，Hcy是动脉硬化性疾病很强的预测因子，随血液中Hcy浓度的增高，发生动脉粥样硬化性疾病的危险度增高。

（3）高纤维蛋白原血症。研究显示高纤维蛋白原与冠心病的发生和病死率增加有关，它常与其他危险因素（肥胖、高胆固醇）合并存在，同时伴LDL-C升高则显著增加了冠心病的危险。

（4）高胆红素血症。生理状况下，胆红素能清除氧自由基而发挥抗氧化作用，阻止脂质氧化，因此胆红素具有一定的抗动脉粥样硬化的作用。现有的研究均证实生理状况下胆红素较高水平的个体，心血管疾病和CHD发生率低，而低水平胆红素者则发生AS及CHD的相对危险度较大。

## 二、心血管疾病危险因素防治的策略

### （一）综合控制多重心血管疾病的危险因素

据研究发现，行为及生物学因素—疾病发生—疾病持续或复发，以上形成一个病因链。阻断第一个环节是心血管病的一级预防，阻断第二个环节是心血管病的二级预防。从防病治病角度看这两个环节都很重要，但根据预防为主的理念，第一环节更重要。一级预防的策略主要有全人群策略和高危策略。全人群策略在于通过健康教育和健康促进改变人群的生活环境，普遍降低全人群的危险因素的水平，增进人群健康，控制心血管病；高危策略强调从人群中检出高危对象，如高血压、高胆固醇血症，肥胖和吸烟或有明显心血管病、糖尿病家族史的人，进行针对性的健康教育和处理，经常测量血压，定期检测血脂，对其进行预防措施的具体指导，通过药物或非药物处理，降低危险因素水平，达到预防心血管病发生的目的。目前多采用对一般人群的普遍预防和对高危人群的重点预防结合起来的双向策略。

人群心血管病发病率和死亡率的变化趋势主要取决于人群心血管病危险因素水平和危险因素的治疗控制程度，其中最重要的危险因素是高血压、高胆固醇、吸烟、糖尿病和肥胖。目前认为，除了年龄、家族史和性别等遗传因素不可改变外，其他危险因素（尤其是行为因素）都是可以改变的，因此是可以预防的。多项大规模的人群危险因素调查揭示，心血管病危险因素有明显的聚集现象，即大部分心血管病危险因素很少单个存在，而是常与其他危险因素共同存在，具有心血管病危险因素的人往往同时存在至少两种危险因素，这种现象被称为危险因素的"类聚现象"或"个体聚集"。

在已经发生冠心病和脑卒中的人群中，危险因素聚集更为显著。而多重危险因素对血管损害的协同作用，使心血管病发病、复发和死亡的危险大幅度上升。因此，在心血管病预防中强调，对待每一项危险因素都应视为整个危险因素谱的一个组成成分。全面关注和综合控制多重心血管病危险因素已经成为心血管病一级预防和二级预防实践中最重要的策略和目标。

1. 控制多重心血管疾病整体危险的评估

多个降脂、降压、控制血糖的大型临床试验和大规模流行病学研究得出结论，个体患心血管疾病的危险或概率取决于多个危险因素的协同作用，很少由单一危险因素决定。对危险因素综合防治，必须首先进行整体危险的评估。

2. 控制多重心血管疾病的危险分层

根据个体危险因素水平综合评估未来发生心血管病的危险（概率），以便对处于不同危险度等级的患者分别进行不同力度的干预，对心血管病预防和治疗有重大意义。危险性评估的目的：①明确高危患者，给予紧急干预和治疗；②使患者服从和配合调整危险因素的治疗；③根据整体危险性评估明确危险因素的强度，以便在一级和二级预防中达到理想的花费—效益比，节省卫生资源，以最小的卫生投资获得最大的健康效益。

3. 控制多重心血管病危险因素的综合治疗

心血管病危险因素的达标是治疗的目的，是最大程度降低心血管病发病、复发和死亡危险的前提。

（1）生活方式干预。生活方式干预是多重心血管病危险防治的基础。不健康生活方式主要有吸烟、酗酒、缺乏体力活动、不平衡膳食（高热量、低营养素）和过高的精神压力等。改善生活方式不仅可在一定程度上降低血压和血胆固醇水平，降低血糖和增加胰岛素敏感性，还可减少药物的使用量，减少药物治疗所带来的不良反应，从而提高治疗的耐受性。因此，生活方式干预是多重心血管病危险因素防治的基础，既适用于一级预防，也是所有临床治疗（二级预防）的基础措施（一线治疗）。生活方式干预主要包括合理膳食、戒烟、限酒、控制体重和增加体力活动。

（2）多重心血管病危险因素的药物治疗。药物治疗必须建立在生活方式干预的基础上，采用健康的生活方式要贯彻在整个治疗过程中。联合使用降血压、降胆固醇和抗血小板治疗，可使脑卒中发生危险减少60%、冠心病减少50%。对于大多数心血管疾病中危或高危患者，"三联"干预的获益程度显著超出药物可能伴有的危险。以上三类干预措施获益独立存在，同时采用，效益是叠加的。

第一，降压治疗。早期积极控制高血压是减少心血管病事件的关键。降压治疗应达标。降压治疗的首要目标是降低心血管病的发病率和死亡率。根据现有证据建议所有高血压患者的血压值均应控制在140/90mmHg以下。如能耐受还可进一步降低。糖尿病患者的血压应降到130/80mmHg以下。

第二，降脂治疗。对血脂已升高的高危人群，除了非药物措施（改变不良生活方式）外，对其中许多人应依据危险因素的程度与数量分层进行药物降脂治疗。"很高危"和"高危"者如无其他禁忌应立即开始降脂治疗。"中危"者根据其他情况综合判断决定是否进行药物治疗。

第三，糖尿病的药物治疗。糖尿病是多重心血管病危险组合中的常见重要组分，是多重危险干预的重点之一。

第四，抗血小板药物的应用的建议。据研究证明，抗血小板药物有明显的预防缺血性心血管病（ischemic cardiovascular diseases，ICVD）事件复发的作用，因此，可用于所有ICVD的二级预防。

### （二）全面干预心血管疾病的事件链策略

动脉粥样硬化作为一种慢性致残或致死性疾病，其发生与发展经历一个连续性序列性过程，有学者提出了心血管事件链（cardiovascular continuum）的概念。它强调了从该事件链上游的多重危险因素（吸烟、高血压、血脂异常、糖尿病、肥胖和代谢综合征等）到动脉粥样硬化、冠心病、心肌梗死直至左心室重构、心力衰竭这一连续的心血管事件的内在联系及发展趋势。动脉粥样硬化事件链概念的提出是全面干预心血管疾病策略的理论基础。已日益成为心血管疾病防治的重要策略。

针对动脉粥样硬化事件链的各个不同发展阶段，需要落实三级预防措施。一级预防：防病因、防发病，即控制或消除危险因素以预防或减少动脉粥样硬化的发生。二级预防：防发展、防事件，早发现、早诊断、早治疗，以防动脉粥样硬化的发展并防止急性心梗、脑卒中等可能致残或致死的主要不良心血管事件首次发作。三级预防：防后果，即一旦发生急性心梗等严重事件，应尽可能挽救心肌，挽救生命；防复发，即预防和减少急性心梗、脑卒中等可能致残或致死的主要不良心血管事件的再次发生；防重塑，阻断心梗后神经内分泌激活及心脏重塑，减缓慢性心功能衰竭进程及死亡。

# 第三章　β-受体阻滞药药理分析

　　β肾上腺素能受体阻滞剂具有不同的药理性质，包括非选择性β-受体阻滞剂、选择性β₁-受体阻滞剂及兼有β₂-受体部分激动效应的β₂-受体阻滞剂（如塞利洛尔）。本章重点探讨β-受体阻滞药的药理学特性、β-受体阻滞药的药代动力学特点、β-受体阻滞药的药理学作用、β-受体阻滞药的不良反应及其应用，以及β-受体阻滞药与其他药物之间的相互作用。

## 第一节　β-受体阻滞药的药理学特性

### 一、β-受体阻滞药的选择性分析

　　β-受体阻滞药具有选择性，并不是药物只与β₁-受体结合，而是与β₁-受体结合能力比与β₂-受体结合能力强，即阻滞β₁-受体的浓度要低于阻滞β₂-受体的浓度。因此，药物的选择性是相对的，在较高浓度和剂量时β₁-受体选择性就会减弱或消失。这种药理学特点有利于哮喘患者，因为使用选择性高的β₁-受体阻滞药可减少发生支气管痉挛的危险。但是应该注意，对于哮喘患者，没有任何一种β-受体阻滞药绝对安全。

　　糖尿病患者应该使用选择性β₁-受体阻滞药，因胰岛B细胞上的受体属于β₂亚型，非选择性β-受体阻滞药会延缓低血糖的恢复。β-受体阻滞药可掩盖糖尿病患者的低血糖症状，这些需要特别注意。

## 二、β-受体阻滞药的内在拟交感活性分析

有些β-受体阻滞药还有部分激动受体作用，这种作用通常被称为β-受体阻滞药的内在拟交感活性（intrinsic sympathomimetic activity，ISA）。β-受体阻滞药的ISA一般不强，基本被β-受体阻滞作用掩盖。

在静息状态时，交感神经张力较低，无ISA的β-受体阻滞药可以使心率明显减慢，而有ISA的β-受体阻滞药作用较弱，甚至可使心率加快和心排出量增加。具有ISA的β-受体阻滞药可以减少由β-受体阻滞药引起的支气管痉挛、心力衰竭和房室传导阻滞等不良反应，对于有缺血性心脏病的患者，较慢的心率可能更为适宜。

ISA可以在夜间刺激中枢神经系统，交感张力增高，导致多梦和睡眠障碍等。各种β-受体阻滞药产生的ISA程度差异较大，其中吲哚洛尔最强，有75%的ISA，美托洛尔、普萘洛尔等只有0~10%的ISA。

## 三、β-受体阻滞药的膜稳定作用分析

β-受体阻滞药的膜稳定作用是指它们抑制细胞膜的离子通透性。稳定心肌细胞膜可以降低心肌细胞的兴奋性、延长有效不应期。早期认为β-受体阻滞药的抗心律失常作用是膜稳定作用产生，但是所有的β-受体阻滞药包括无膜稳定作用的都具有抗心律失常作用，像索他洛尔具有明显的Ⅲ类抗心律失常作用。

电生理实验证明，β-受体阻滞药的膜稳定作用与β-受体阻滞作用没有平行关系，只有在大剂量时才产生这种膜稳定作用，因此，一般没有临床意义。

## 四、β-受体阻滞药的亲脂性与亲水性

临床使用的β-受体阻滞药根据消除途径和油水分配系数可以分为两大类：亲脂性与亲水性。

（1）亲脂性。β-受体阻滞药如普萘洛尔、阿普洛尔、美托洛尔等，能快速在胃肠道吸收，吸收率大于90%，在肠壁和肝内广泛代谢，具有首过效应，药物在到达体循环前已大部分被肝脏代谢，生物利用度低、半衰期短。在肝血流减少的患者（老年人、充血性心力衰竭、肝硬化等）中可以产生蓄积，用量应酌减。亲脂性β-受体阻滞药可以透过血脑屏障，对脑组织有高度亲和力，可以发挥中枢治疗作用。

（2）亲水性。β－受体阻滞药包括那多洛尔、阿替洛尔、艾司洛尔等，胃肠道吸收在30%左右，以原型或代谢产物从肾脏排泄，血药峰浓度时间相对恒定，半衰期相对较长。肾功能不全的患者容易发生蓄积，用药应酌减。亲水性β－受体阻滞药不易透过血脑屏障，因此发生中枢系统不良反应少。

# 第二节　β－受体阻滞药的药代动力学特点

临床使用的β－受体阻滞药，可根据它们的消除途径或以油水分配系数大小而分为两组：亲脂性与亲水性。两者在药代动力学上有明显不同。普萘洛尔、喷布洛尔、拉贝洛尔具有高亲脂性；美托洛尔、噻吗洛尔、氧烯洛尔、比索洛尔等为中度亲脂性。亲脂性药物易从胃肠道吸收和到达体内各脏器，极大部分经肝脏代谢而消除。亲水性β－受体阻滞药中阿替洛尔、索他洛尔、纳多洛尔和普拉洛尔等有高亲水性，塞利洛尔、倍他洛尔、醋丁洛尔和吲哚洛尔等为中度亲水性，不易通过细胞膜，胃肠道吸收也较差。

## 一、β－受体阻滞药的口服吸收与生物利用度

亲脂性的β－受体阻滞药如普萘洛尔和美托洛尔，很易为肠道吸收，吸收率大于90%。肠道吸收后必须经过肝脏，半衰期较短，因此，药物在到达体循环前已大部分被肝脏代谢，称为首过效应。因此，在体循环中所能获得的量只有30%~50%。当加大剂量，肝脏的摄取开始饱和时，可使血浆中浓度超比例上升。

亲水性的β－受体阻滞药如阿替洛尔和纳多洛尔，胃肠吸收不完全，分别为50%和30%，原型从肾脏排出，除半衰期较长之外，这类药物在肾功能正常患者的生物利用度差异较小，每天给药一次即可。

## 二、β－受体阻滞药的分布

亲脂性β－受体阻滞药，如普萘洛尔和美托洛尔在脑脊液含量很高，在脑组

织的量比亲水性的阿替洛尔要高20倍。此外，在脑组织中普萘洛尔及其代谢产物分布也较高，说明亲脂性药物对脑组织有高度亲和力。

亲水性药物不容易透过血脑屏障，因此脑组织中含量较少，故发生中枢神经系统的不良反应较低。若应用亲脂性β-受体阻滞药而产生中枢神经系统的不良反应，可以改用亲水性药物以减少不良反应，如果需要发挥其中枢神经作用，则应选用亲脂性β-受体阻滞药。

# 第三节　β-受体阻滞药的药理学作用

## 一、β-受体阻滞药影响心脏血流动力学

### （一）β-受体阻滞药对心率的作用

心率受交感神经和副交感神经双重调节。β-受体阻滞药对心房起搏细胞和心脏传导系统的作用受交感神经、肾上腺激活程度、迷走神经紧张性和病理性状态等因素影响。β-受体阻滞药通过阻滞β-受体，抑制心肌自律性细胞的动作电位而产生抗心律失常作用。临床研究结果表明，运动初期的心率增快是由于解除了迷走神经的抑制，随着运动负荷增加，交感神经所起的作用增大。因此，β-受体阻滞药减慢心率的作用明显。

非选择性β-受体阻滞药普萘洛尔等药物，阻断异丙肾上腺素引起心率加快的作用远比选择性$\beta_1$-受体阻滞药更为有效。这是因为，异丙肾上腺素同时兴奋心脏$\beta_1$-受体和血管平滑肌$\beta_2$-受体，$\beta_2$-受体兴奋，引起血管扩张，血压下降，通过反馈机制加快心率。选择性$\beta_1$-受体阻滞药阻滞$\beta_1$-受体，对血管$\beta_2$-受体作用较弱，而非选择性β-受体阻滞药对$\beta_1$-受体和$\beta_2$-受体同时阻滞，故减慢心率作用更为明显。

### （二）β-受体阻滞药对心功能的影响

大多数的β-受体阻滞药对心肌收缩力具有奎尼丁样抑制作用，现在研究认

为可能是与膜稳定性有关的"直接抑制作用"。实验研究发现，具有强ISA的β－受体阻滞药如吲哚洛尔等，对心肌收缩力的抑制比普萘洛尔等具有弱ISA的β－受体阻滞药轻，提示影响心功能与ISA的关系更为密切。

### （三）β－受体阻滞药对脑、肾、肝和外周血管的影响

由于控制脑血流量的机制中自动调节机制占优势，β－受体阻滞药对脑血流量的影响不大。在肾血流方面，使用β－受体阻滞药后，肾血流量和肾血浆流量均有不同程度的减少，认为主要是由于心出量下降，反射性引起α－受体兴奋致使肾血管收缩。

在血管平滑肌受体中$\beta_2$－受体占优势，横纹肌的小动脉和静脉的$\beta_2$－受体以及毛细血管前括约肌的$\beta_1$－受体在调节总血流量中影响不大，但可调节血流分布，使毛细血管表面积增加以利于组织间氧的交换。皮肤微血管的营养血流受交感神经支配，阻滞$\beta_1$－受体后可减少营养血流，偶尔会发生皮肤坏死。

## 二、β－受体阻滞药降低血压

β－受体阻滞药均可降低血压，而$\beta_2$－受体阻滞药基本没有降压作用，表明阻滞$\beta_1$－受体与降压密切相关。而具有ISA的和没有ISA的β－受体阻滞药降压机制略有不同。无ISA的β－受体阻滞药初期使用很快可以引起心排出量下降，总外周血管阻力增加，血压并不改变，继续用药，外周血管阻力的降低和心排出量维持低水平，引起血压下降。而具有ISA的β－受体阻滞药不明显减少心排出量，总外周血管阻力趋于降低，血压下降并维持。

β－受体阻滞药的降压机制至今尚未完全阐明。其机制可能是多方面的，至今不能用一种机制来解释不同的高血压患者使用β－受体阻滞药后血压降低的作用。

β－受体阻滞药的降压机制可以归纳为七个方面：①减少心排出量，使机体产生适应性反应，外周血管阻力下降，血压降低；②脂溶性的β－受体阻滞药透过血脑屏障，阻滞中枢β－受体，降低交感神经中枢张力，减少交感神经纤维的神经传导；③阻滞突触前膜$\beta_2$－受体，减少去甲肾上腺素的释放；④阻滞肾小球旁细胞β－受体，抑制肾素释放，减少肾素–血管紧张素–醛固酮系统对血压的影响；⑤增加心钠素（ANP）和前列环素（$PGI_2$）的舒血管作用，改善血管顺应

性；⑥降低导致血管收缩的神经张力；⑦调节压力感受器的水平；⑧降低运动和应激时儿茶酚胺的升压作用等。

### 三、β-受体阻滞药抗心肌缺血

β-受体阻滞药抗心肌缺血的基本作用是降低心肌耗氧量与改善缺血区供血。β-受体被阻滞后，儿茶酚胺类兴奋心脏β-受体引起的心率加快、心肌收缩力加强等作用受到抑制，血压下降，心肌耗氧量减少。其最主要机制是减慢心率。

β-受体阻滞药还通过改善缺血区供血，加强其抗心肌缺血作用。β-受体阻滞后其舒张血管的作用被抑制，α-受体的缩血管作用占优势，致使冠状动脉阻力增强，冠状动脉总血流量减少，这似乎不利于抗心肌缺血，但因β-受体阻滞药能减少心肌耗氧，使非缺血区血管收缩，而缺血区的冠状动脉处于代偿性舒张，致使缺血区血流注入增加，改善心肌缺血。由于β-受体阻滞药使心肌收缩力减弱，心容积扩大，室壁张力增加，是耗氧量增加的一个因素。另外，β受体阻滞后，冠状动脉血管的α-受体收缩血管的作用表现出来，血管外周阻力增加，是增加心肌耗氧量的另一因素。但因减少心肌耗氧的作用大于增加耗氧，故心肌总耗氧量减少。

为抵消心肌耗氧增加的不良作用，β-受体阻滞药常与硝酸酯类联合治疗心肌缺血。硝酸酯类舒张静脉，减少心脏的前负荷，降低β-受体阻滞药导致的心脏容积增加；β-受体阻滞药可减慢心率，抑制心肌收缩力，抵消硝酸酯类导致的心率增加。硝酸酯类作用间歇期的"反跳"性缺血，也可由β-受体阻滞药预防。

### 四、β-受体阻滞药调节心力衰竭内分泌机制

β-受体阻滞药应用于临床以来，由于它的负性肌力作用，可能有加重心力衰竭的危险，故一直禁用于严重心功能低下患者。近十几年来，随着对心衰病理机制研究的逐步深入，交感神经在心衰发生、发展过程的作用逐渐被认识，β-受体阻滞药开始适用于充血性心力衰竭（CHF）患者，改善心功能不全引起的症状及预后。临床研究证明，β-受体阻滞药可延长CHF患者的存活时间，主要是延缓CHF的进展，这使CHF的治疗学概念也有所改变。

心衰患者除有血流动力学的紊乱，还存在交感神经及内源性活性物质的激

活，如血中儿茶酚胺和心肌局部去甲肾上腺素（NE）释放增加，引起内源性β-受体密度下调，使用正性肌力药的反应性下降，称之为β-受体的脱敏作用。β-受体阻滞药如美托洛尔、比索洛尔和卡维地洛，治疗CHF的可能机制：①促使衰竭心肌细胞的β-受体密度上调，恢复心肌对儿茶酚胺的敏感性，其中卡维地洛不上调β-受体密度；②纠正由于交感支配不均匀造成心室壁局部异常运动，从而恢复心肌舒缩协调性，改善心肌迟缓性、充盈性和顺应性；③抑制交感神经介导血管收缩和肾素–血管紧张素系统及内皮素–1释放的继发效应；④降低血中儿茶酚胺，改善由于儿茶酚胺持久增高引起的代谢和心血管损害；⑤降低心肌氧耗、乳酸释出以及心脏做功，纠正衰竭心肌细胞内的$Ca^{2+}$异常运转，改善心肌功能；⑥抗氧化作用和恢复已改变的免疫功能；⑦减少心肌肿瘤坏死因子（TNF–α）和白介素–1（IL–1）β的表达和心室重构。

### 五、 β-受体阻滞药影响脂质代谢

无ISA的β-受体阻滞药，不论其是选择性或非选择性，对血脂的影响相同，均可使甘油三酯（triglyceride，TG）和极低密度脂蛋白（VLDL）升高，高密度脂蛋白（HDL）降低，对总胆固醇（total cholesterol，TC）一般无影响。这是由于β-受体的阻滞，α-受体的活性相对增强，使脂蛋白脂酶（lipoprotein lipase，LPL）的卵磷脂胆固醇酰基转移酶（lecithin cholesterol acyltransferase，LCAT）的活性受抑制。因LPL活性抑制或明显下降会减少VLDL中TG的部分转移，从而导致TG的积聚和HDL减少。

# 第四节　β-受体阻滞药的不良反应及其应用

## 一、 β-受体阻滞药的不良反应

β-受体阻滞药产生的不良反应可分为两类：一类是与其药理作用有关，因剂量太大出现的反应如心力衰竭、低血压、心动过缓和传导阻滞等；另一类是与

受体阻滞无关的一些反应。虽然β-受体阻滞药耐受较好，但也可发生一些严重不良反应，尤见于大剂量应用时。

### （一）β-受体阻滞药心血管系统的不良反应

（1）心力衰竭。临床上使用β-受体阻滞药产生心力衰竭比较少见。在一般治疗前心脏已处于心力衰竭的边缘，再使用β-受体阻滞药才会引起心力衰竭。β-受体阻滞药中具有ISA的吲哚洛尔和普拉洛尔，抑制心肌收缩力较轻，产生心力衰竭更少见，因此，心力衰竭已不是β-受体阻滞药的绝对禁忌证。如必须使用，可以在治疗前先给予洋地黄及利尿药。

（2）房室传导阻断和窦房结功能障碍。选择性$\beta_1$-受体阻滞药阿替洛尔和非选择性的普萘洛尔对窦房结和房室结的作用相同，可以降低窦房结和房室细胞的自律性，出现窦性心动过缓及房室传导阻滞。病窦综合征或存在二度以上房室传导阻滞窦房结功能障碍患者是禁忌的。

（3）周围血管系统。β-受体阻滞药可在某些患者中引起肢体温度降低，脉搏消失，甚至发生发绀和肢体坏疽；β-受体阻滞药中以普萘洛尔的发生率最高，阿替洛尔与氧烯洛尔的发生率较低。产生的直接原因是阻滞周围血管的$\beta_2$-受体，相对兴奋α-受体，致使血管收缩；间接原因是由于心排出量减少所致。手术患者可出现雷诺现象，以普萘洛尔发生率为高。β-受体阻滞药可加重一些患者的间歇性跛行，限制了这些药物在合并周围血管性疾病的心绞痛患者中的应用。美托洛尔对缺血肢体的温度影响较小，用于腓肠肌疼痛的患者更为有效。然而对于有外周血管疾病的冠心病患者而言，β-受体阻滞药的临床获益显而易见，临床应用应权衡利弊，有血管扩张作用的β-受体阻滞药或选择性$\beta_1$-受体阻滞药此不良反应不明显，可作为临床选择。

### （二）β-受体阻滞药代谢系统的不良反应

β-受体阻滞药代谢系统不良反应主要是对血脂和血糖的影响。无ISA的β-受体阻滞药不论有无心脏选择性，其对血脂的影响相似，即TG和LDL-C升高，HDL-C降低，对TC一般无影响。

β-受体阻滞药引起低血糖的发生率很低，但有糖尿病患者使用胰岛素后所致低血糖或由于禁食或麻醉引起肝糖原减少的患者，使用β-受体阻滞药，低血糖的恢复延迟。具有ISA或心脏选择性的药物发生这种反应较普萘洛尔少。因此，普萘洛尔在糖尿病、禁食或麻醉等患者使用时特别谨慎。1型（胰岛素依赖型）糖尿病患者使用非选择性β-受体阻滞药后可掩盖低血糖的一些警觉症状，但低血糖的其他症状依然存在。由于β-受体阻滞药治疗利大于弊，对非胰岛素依赖型糖尿病患者应优先考虑选择性β-受体阻滞药，尤其是心肌梗死患者。

### （三） β-受体阻滞药呼吸系统的不良反应

β-受体阻滞药可增加气道阻力，危及生命，故禁用于哮喘或支气管痉挛性慢性阻塞性肺病（chronic obstructive pulmonary disease，COPD）。对某些COPD患者而言，使用β-受体阻滞药利大于弊，故COPD并非完全禁忌证，除非有严重的反应性气道疾病。所有β-受体阻滞药对支气管哮喘患者甚至支气管炎患者，都可诱发支气管痉挛，然而具有ISA或选择性$\beta_1$-受体阻滞药如吲哚洛尔或美托洛尔与非选择性β-受体阻滞药普萘洛尔相比，较少引起支气管痉挛。

支气管收缩受交感神经与副交感神经的控制，当支气管不依赖交感神经维持其口径时，对$\beta_2$-受体的阻滞影响较少。在哮喘患者，当最大呼气量正常或接近正常时，能耐受$\beta_2$-受体的阻滞而不诱发痉挛。当患者依赖交感神经张力维持支气管口径时，$\beta_2$-受体的阻滞可带来危险。当服用选择性$\beta_1$-受体阻滞药如美托洛尔而发生支气管痉挛时，给予$\beta_2$-受体激动药沙丁胺醇，支气管很容易扩张，而服用普萘洛尔的患者无此效果。

### （四） β-受体阻滞药撤药综合征的不良反应

β-受体阻滞药长期治疗后突然停药可发生撤药综合征，表现为高血压、心律失常和心绞痛恶化，与长期治疗中β-受体敏感性上调有关。突然撤掉β-受体阻滞药是危险的，特别在高危患者，可能会使慢性心力衰竭病情恶化并增加心肌梗死和猝死的危险。

因此，如需停用β-受体阻滞药，应逐步撤药，整个撤药过程至少需两周，每2~3天剂量减半，停药前最后的剂量至少给药4天。若出现症状，建议更缓慢地撤药。

## 二、 β-受体阻滞药的临床应用

β-受体阻滞药在心血管、内分泌等疾病治疗中应用广泛，分述如下：

## （一）β-受体阻滞药治疗高血压

β-受体阻滞药治疗高血压具有价廉、安全、有效的特点，大规模临床试验证明其亦能降低心血管并发症（脑卒中与心肌梗死）的发生率和死亡率，因此，是目前常用的抗高血压药之一。

1. β-受体阻滞药降压作用机制

各种β-受体阻滞药均具有抗高血压作用，一般认为β-受体阻滞药的抗高血压作用主要与其β-受体的阻滞作用有关。但关于其降压的确切作用机制仍未取得一致意见，可能是通过多种作用途径而产生降压作用，简要介绍如下：

（1）降低心排出量。β-受体阻滞药（除某些具有ISA的β-受体阻滞药外）抑制心肌收缩，减慢心率，心排出量减少因而降低血压，但给药后这一作用出现较迅速，而降压作用出现较缓慢，心排出量的降低降压作用的时程及程度并无相应关系。

（2）抑制肾素的释放。β-受体阻滞药通过β-受体阻滞作用抑制肾素的释放，阻断肾素-血管紧张素-醛固酮系统对血压的调节而发挥其抗血压作用，但吲哚洛尔能降低血压而对血浆肾素活性影响较小。

（3）中枢作用。动物实验证明，脑室内注射微量β-受体阻滞药引起血压下降、心率减慢与外周交感神经冲动发放减少，因而认为β-受体阻滞药通过改变中枢性血压调节机制而产生降压作用。但一些水溶性而难以通过血脑屏障的β-受体阻滞药如索他洛尔、阿替洛尔等口服时也有良好的降压作用。

（4）阻滞突触前膜β-受体。一般认为突触前膜β-受体属β$_2$亚型，对突触前膜β受体的阻滞作用使交感神经末梢释放去甲肾上腺素减少。

（5）其他。β-受体阻滞药还可通过降低交感神经张力而预防儿茶酚胺的心脏毒性作用，通过抑制过度的神经激素和RAAS的激活而发挥全面心血管保护作用。因此，β-受体阻滞药用于高血压的治疗有坚实的理论依据。

2. β-受体阻滞药的临床应用

（1）β-受体阻滞药是高血压患者的初始及长期使用的降压治疗药物之一，可单独使用或与其他类别抗高血压药物联合使用（Ⅰ类推荐，证据水平A）。

（2）对于无并发症的高血压患者，应按照个体化原则选择抗高血压药物。一般来说，年轻高血压患者可积极考虑β-受体阻滞药，而老年单纯收缩期高血压患者通常不首选β－受体阻滞药（Ⅰ类推荐，证据水平C）。

（3）对合并以下疾病或情况的高血压患者，应当优先使用β－受体阻滞药：第一，快速性心律失常如窦性心动过速、心房颤动（Ⅰ类推荐，证据水平C）；第二，冠心病如心绞痛、心肌梗死后（Ⅰ类推荐，证据水平A）；第三，慢性心力衰竭（Ⅰ类推荐，证据水平A）；第四，交感神经活性增高如高血压发病早期伴心率增快的患者、焦虑紧张等精神压力增加的患者、围手术期高血压、高循环动力状态如甲状腺功能亢进症的患者（Ⅱa类推荐，证据水平C）。

（4）建议选用无内在拟交感活性、对$\beta_1$－受体选择性较高或兼有α－受体阻滞作用的β－受体阻滞药如美托洛尔、比索洛尔和卡维地洛。这些药物对糖代谢、脂代谢、胰岛素敏感性、支气管和外周血管等的不利影响相对较小，可以较安全地应用于合并有糖尿病、COPD或外周血管疾病的高血压患者（Ⅱa类推荐，证据水平C）。

（5）β－受体阻滞药与长效二氢吡啶类钙通道阻滞合用，是目前推荐的抗高血压药物联合方案之一。高血压合并冠心病的患者应联合使用β－受体阻滞药和ACEI（或ARB），合并慢性HF患者通常应联合使用β－受体阻滞药、利尿药和ACEI（或ARB）（Ⅰ类推荐，证据水平A）。

（6）对伴代谢综合征或易患糖尿病的高血压患者，一般不推荐β－受体阻滞药作为初始治疗药物（Ⅱb类推荐，证据水平C）；尤其应避免β－受体阻滞药与大剂量噻嗪类利尿药的联合使用。

3. β－受体阻滞药在高血压的应用

β－受体阻滞药是初始和长期应用的抗高血压药物之一，可单用或与其他抗高血压药合用。

（1）无并发症的年轻高血压患者可积极考虑应用β－受体阻滞药。合并下列情况的高血压患者应优先使用β－受体阻滞药：快速性心律失常（如窦性心动过速、心房颤动）、冠心病（如心绞痛、心肌梗死后）、慢性心力衰竭，以及交感神经活性增高如伴焦虑紧张等精神压力增加、围手术期高血压、高循环动力状态如甲状腺功能亢进症的患者。

（2）推荐应用无内在拟交感活性、$\beta_1$－受体选择性较高，或兼有α－受体阻滞作用的β－受体阻滞药如美托洛尔、比索洛尔和卡维地洛。这些药物对代谢影响小，不良反应少，可较安全用于伴糖尿病、COPD以及外周血管疾病的高血压患者。

（3）β-受体阻滞药和长效二氢吡啶类钙通道阻滞药合用是目前推荐的抗高血压药物联合方案之一；β-受体阻滞药和ACEI（或ARB）联合适用于高血压合并冠心病患者。

### （二）β-受体阻滞药治疗心力衰竭

1. β-受体阻滞药治疗慢性收缩性心力衰竭

（1）慢性收缩性心力衰竭的作用机制。

慢性收缩性心力衰竭时，肾上腺素能受体通路持续过度激活对心脏有强烈的损伤作用。衰竭心脏中去甲肾上腺素的浓度足以产生心肌细胞的损伤，且慢性肾上腺素能系统地激活介导心肌重构，而心肌重构是心力衰竭发生发展的主要病理生理机制。这就是应用β-受体阻滞药治疗慢性心力衰竭的根本基础。

β-受体阻滞药是一种具有很强的负性肌力作用的药物，以往一直禁用于心力衰竭。临床试验亦表明，该药治疗初期对心功能有明显抑制作用，LVEF降低；但如从很小剂量起用，此作用可忽略，且长期治疗（＞3个月）均能改善心功能，使LVEF增加；治疗4~12个月，能降低心室肌重量和容量，改善心室形状，提示可延缓或逆转心肌重构。β-受体阻滞药可以有效拮抗交感神经系统、RAAS及过度激活的神经体液因子，在心血管疾病的恶性循环链中起到重要的阻滞作用。这种急性药理作用和长期治疗作用截然不同的效应被认为是β-受体阻滞药具有改善内源性心肌功能的"生物掣效应"。

β-受体阻滞药之所以能从心力衰竭的禁忌药转而成为心力衰竭常规治疗的一部分，是因为走出了"短期药理学"治疗的误区，发挥了长期治疗的"生物学"效应，这是一种药物可产生生物学治疗效果的典型范例。在ACEI治疗已取得明显效果后，应用β-受体阻滞药得到进一步的益处，这是慢性心力衰竭治疗模式改变的又一个里程碑。

（2）慢性收缩性心力衰竭的临床应用

1）适应证。适用于所有慢性收缩性心力衰竭患者：NYHA心功能Ⅱ、Ⅲ级病情稳定患者，以及阶段β、NYHA心功能工级（LVEF<40%）的患者，均必须应用β-受体阻滞药，而且需终身使用，除非有禁忌证或不能耐受；NYHA心功

能Ⅳ级心力衰竭患者，需待病情稳定（4天内未静脉用药，已无液体潴留并体重恒定）后，在严密监护下由专科医师指导应用（Ⅰ类推荐，证据水平A）。应尽早开始应用，一般应在利尿药基础上加用。β-受体阻滞药可与ACEI同时使用；对于病情很稳定的患者两者亦可以合用。

2）禁忌证。支气管痉挛性疾病、心动过缓（心率<60次/分）、二度及以上房室传导阻滞（除非已安装起搏器）均不能应用。

3）制剂的选择。三项慢性收缩性心力衰竭的大型临床试验（CI-BISⅡ、MERIT-H和COPERNICUS）分别应用选择性β₁-受体阻滞药比索洛尔、琥珀酸美托洛尔缓释片和非选择性β-受体（β₁-受体、β₂-受体和α₁-受体）阻滞药卡维地洛，阶段结果分析显示，死亡率分别降低34%、34%和35%。三个试验均因死亡率的显著下降而提前结束。因此，国外治疗指南均推荐应用这3种β-受体阻滞药。美托洛尔平片与缓释片属同一种活性药物。应用美托洛尔平片治疗心力衰竭的MDC试验，主要终点死亡或临床恶化需心脏移植者，治疗组相对危险降低34%，但因样本量太小，未能达到统计学差异（$P=0.058$）；治疗组较对照组临床恶化需心脏移植者显著减少，再住院率也显著降低。自2002年国内一直应用美托洛尔平片治疗心力衰竭，根据我国的研究和经验，包括国内核心期刊800多例的报道，心力衰竭患者能从治疗中获益，且耐受性良好。因此，结合我国的国情，中国2007年慢性心力衰竭诊断治疗指南仍建议美托洛尔平片可以用来治疗慢性心力衰竭。

4）剂量的选择。目标剂量的确定：应尽量达到临床试验推荐的目标剂量或患者能耐受的剂量。治疗宜个体化，一般以心率为准：清晨静息心率55~60次/分（不低于55次/分），即为达到目标剂量或耐受剂量。起始和维持：在起始治疗前和整个治疗期间须无明显液体潴留，有明显液体潴留，需大量利尿者，应先利尿，达到于体重状态或能平卧后再开始应用。须从极低剂量开始，如美托洛尔缓释片12.5毫克/次，每日1次；美托洛尔平片6.25毫克/次，每日2~3次；比索洛尔1.25毫克/次，每日1次；或卡维地洛3.125毫克/次，每日2次。如患者能耐受前一剂量，每隔2~4周将剂量加倍；如出现不良反应，可延迟加量直至不良反应消失。起始治疗时β-受体阻滞药有时可引起液体潴留，需每日测体重，一旦出现体重增加，即应加大利尿药用量，直至恢复治疗前体重，再继续加量，并达到目标剂量。临床试验每日的最大剂量为：美托洛尔缓释片200mg，美托洛尔平片150mg，比索洛尔10mg，号维地洛尔50mg。

5）不良反应的监测。主要包括：第一，低血压。一般出现于首剂或加量的24~48h内，通常无症状，重复用药后常可自动消失。若低血压持续，首先考虑停用硝酸酯类制剂、钙通道阻滞或其他不必要的血管扩张药。必要时也可将ACEI减量，但一般不减利尿药剂量。如低血压伴有低灌注症状，应将β–受体阻滞药减量或停用。第二，液体潴留。起始治疗前，应确认患者已达到干体重状态，临床上常以能平卧为准。如有液体潴留，常在β–受体阻滞药起始治疗3~5天内体重增加，如不处理易致心力衰竭恶化。故应告知患者每日称体重，如在3天内增加量>2kg，应立即加大利尿药用量。同时要注意在整个β–受体阻滞药的治疗中须保持干体重状态，以免病情反复。第三，心动过缓和房室传导阻滞。与β–受体阻滞药剂量大小相关，如心率低于55次/分，或出现二至三度房室传导阻滞，应减量或停药。此外，还应注意药物相互作用的可能性，停用其他可引起心动过缓的药物。第四，心力衰竭加重时的处理。慢性心力衰竭发生急性加重时，应注意鉴别是否与β–受体阻滞药的应用相关。心力衰竭加重如与β–受体阻滞药应用有关，常发生在起用或剂量调整时。如在用药期间心力衰竭有轻至中度加重，首先应加大利尿药和ACEI用量，以稳定临床状况，而后可继续使用β–受体阻滞药。如心力衰竭恶化较重，可酌情暂时减量或停用β–受体阻滞药，待临床状况稳定后，再加量或继续应用，否则将增加死亡率。应避免突然撤药，以免引起反跳和病情显著恶化。必要时可短期静脉注射正性肌力药，磷酸二酯酶抑制药较β–受体激动药更合适，因后者的作用可被β–受体阻滞药所拮抗。

2. β–受体阻滞药治疗慢性舒张性心力衰竭

舒张性心力衰竭临床上较多见于老年女性，常合并高血压伴左心室肥厚（约80%）、糖尿病、心房颤动、冠心病等。

（1）循证医学证据。

日前尚无评估β–受体阻滞药对舒张性心力衰竭治疗效果的大型临床试验，仅有少数小样本研究，且大多未能得出肯定性的结论，故此类患者应用β–受体阻滞药是经验性的，主要依据是β–受体阻滞药具有减慢心率和改善心肌缺血的有益作用，可降低心力衰竭患者心脏性猝死率和改善预后，以及对可导致舒张性心力衰竭的基础疾病如高血压、冠心病、肥厚型心肌病等均可作为一线用药。

（2）临床应用。

1）适应证β-受体阻滞药可用于舒张性心力衰竭，尤其适用于伴高血压和左心室肥厚、MI及有持续性或永久性心房颤动而需要控制心室率的患者（Ⅰ类推荐，证据水平C）。应控制舒张性心力衰竭患者血压至<130/85mmHg的目标水平（Ⅰ类推荐，证据水平A）；在血压得到控制的患者中使用β-受体阻滞药可能对减轻心力衰竭症状有效（Ⅱa类推荐，证据水平C）。合并持续性或永久性心房颤动的患者使用β-受体阻滞药可较有效控制心室率（Ⅰ类推荐，证据水平B）。

2）应用方法：①快速达标。适用于合并心房颤动伴快速心室率的患者。与在收缩性心力衰竭中改善心肌收缩力和心室重构的目的不同，β-受体阻滞药在LVEF≥45%的舒张性心力衰竭中主要应用目的是减慢心室率，延长舒张期心室充盈时间和改善运动时血流动力学效应。为尽快降低心房颤动的心室率，β-受体阻滞药可在较短时间内从小剂量增至中高剂量，其适宜剂量应能控制静息时心室率在60~80次/分，运动时90~110次/分，且在运动后心率呈缓慢增长。②及早用药和长期用药。无心房颤动的舒张性心力衰竭患者应在ACEI和利尿药等基础上尽早加用β-受体阻滞药（Ⅰ类推荐，证据水平B），初始用量要小（目标量的1/8~1/4），增加剂量要慢（在3~4周内逐渐增加到目标量），维持时间要长，避免突然撤药。

3. β-受体阻滞药在心力衰竭的应用

（1）所有的慢性收缩性心力衰竭、NYHAⅡ~Ⅲ级或Ⅰ级伴LVEF<40%患者均需终身应用β-受体阻滞药，除非有禁忌证或不能耐受。NYHAⅣ级患者在病情稳定后，在专科医师指导下也可应用。

（2）有液体潴留的患者必须先应用利尿药，待液体潴留清除、处于体重稳定的"干重"状态方可应用。此时可先用ACEI，也可先用β-受体阻滞药，重要的是应尽早使两者合用，以改善患者预后。

（3）推荐应用美托洛尔缓释片或平片、比索洛尔或卡维地洛。从极小剂量起始。美托洛尔缓释片12.5mg/d或平片6.25毫克/次，每日2~3次；比索洛尔1.25mg/d，卡维地洛3.125毫克/次，每日2次。逐渐增加剂量，每2~4周剂量加倍。

（4）患者对β–受体阻滞药耐受剂量的监测指标是清晨静息心率，应在55~60次/分，不宜低于55次/分。

（5）β–受体阻滞药可用于舒张性心力衰竭，尤其适用于伴高血压和左心室肥厚、MI、有快速性心房颤动而需要控制心室率的患者。

（6）注意事项：第一，有支气管痉挛性疾病、心动过缓（基础心率低于60次/分）、二度或以上房室传导阻滞，属禁忌证，不能应用。第二，有明显液体潴留，需大量利尿者，暂时不能应用。第三，应用过程中需密切监测有无低血压、液体潴留或心力衰竭恶化、心动过缓或房室传导阻滞等，并酌情调整剂量。

### （三）β–受体阻滞药治疗心律失常

β–受体阻滞药是唯一能降低心脏性猝死而降低总死亡率的抗心律失常药物。其应用指征作为Ⅰ类推荐的有：部分窦性心动过速、围手术期心律失常、心房颤动伴快速心室反应、室性心动过速风暴、交感神经兴奋引发的快速性心律失常，以及某些类型长Q–T间期综合征等。

1. 窦性心动过速与室上性快速性心律失常

窦性心动过速的处理首先应针对造成这一状况的原因。因窦性心动过速产生临床症状，尤其伴焦虑者，可以适当给予β–受体阻滞药，而心肌梗死（MI）后、心力衰竭、甲状腺功能亢进症和β–受体功能亢进状态更是β–受体阻滞药的适应证（Ⅰ类推荐，证据水平C）。对于嗜铬细胞瘤造成的心动过速，β–受体阻滞药需要与α–受体阻滞药联合应用，否则可能由于α–受体过度激活造成高血压急症。

β–受体阻滞药能有效抑制房性早搏、控制心率和终止局灶性房性心动过速并防止其复发，后者大多见于交感张力增加的情况如外科手术后（Ⅰ类推荐，证据水平C）。多源性房性心动过速多由于严重的COPD导致，此种状况下应用β–受体阻滞药不但无效而且属禁忌。房室结折返性心动过速对静脉使用普萘洛尔、美托洛尔、阿替洛尔等反应良好，可以使心率下降，使心律转复为窦性，或者使迷走神经刺激终止室上性心动过速变得容易（Ⅰ类推荐，证据水平C）。β–受体阻滞药也可用于预防室上性心动过速复发，预防由情绪或运动触发的阵发性心动过速。FA服普萘洛尔、阿替洛尔或索他洛尔长期预防阵发性室上性心动过速有效（Ⅰ类推荐，证据水平C）。β–受体阻滞药也可用于局灶性交界性心动过速和非阵发性交界性心动过速的治疗（Ⅱa类推荐，证据水平C）。

2. 预激综合征心动过速与心房扑动和心房颤动

β-受体阻滞药可能引起旁路具有前传功能患者（即显性预激综合征）的快速心室反应，导致血压下降，甚至发生心室颤动，因此，这类患者禁用β-受体阻滞药。β-受体阻滞药也不能用于病态窦房结综合征或慢快综合征和窦性停搏可能发生晕厥的患者。

虽然β-受体阻滞药不能转复心房扑动，但是它能有效减慢心房扑动患者的心室率，因此对血流动力学相对稳定的患者有明确使用指征（Ⅰ类推荐，证据水平C）。对于β-受体阻滞药单一应用心室率控制不良的情况尤其伴心力衰竭时应该加用洋地黄类药物如地高辛。β-受体阻滞药对预防心房颤动发作、控制发作时的心室率、促使心房颤动转复窦律和维持窦性心律都可能有效。随机研究显示，β-受体阻滞药用于心力衰竭治疗、冠心病二级预防、高血压治疗和择期非心脏手术都具有预防心房颤动发作的作用（Ⅰ类推荐，证据水平C）。β-受体阻滞药用于心房颤动急性期心室率控制也很有效（Ⅰ类推荐，证据水平A）。普萘洛尔、美托洛尔、阿替洛尔和艾司洛尔都可以静脉给药快速控制心室率，尤其适合那些交感神经兴奋（如手术后）的患者。艾司洛尔和美托洛尔因起效快、半衰期短是主要推荐的静脉使用药物。但对于伴心力衰竭的患者不推荐静脉给药。

β-受体阻滞药对于基础病变为甲状腺功能亢进症、急性心肌梗死（AMI）、稳定性冠心病和妊娠患者也很有效。β-受体阻滞药能安全用于长期控制心房颤动心室率和拮抗交感神经兴奋（Ⅰ类推荐，证据水平B）。对心率的控制作用，阿替洛尔和索他洛尔效果可能更佳。β-受体阻滞药控制运动引起的心动过速比地高辛有效，两者联合使用效果优于单一使用；地高辛与β-受体阻滞药合用（Ⅱa类推荐，证据水平A）的效果优于地高辛与非二氢吡啶类钙通道阻滞药的联合。术后心房颤动可以静脉使用艾司洛尔或美托洛尔快速控制心室率。比索洛尔、索他洛尔和卡维地洛对心房颤动转复后窦律维持效果相当。

3. β-受体阻滞药有效控制室性心律失常

β-受体阻滞药能有效控制交感神经兴奋相关的室性心律失常包括运动诱发的心律失常，AMI、围手术期心律失常和心力衰竭相关的心律失常，并能有效预防心源性死亡（Ⅰ类推荐，证据水平A）。多数β-受体阻滞药能有效减少室性早搏。虽然包括普萘洛尔、索他洛尔、美托洛尔和阿替洛尔在内的β–受体阻滞药能有效抑制持续性室性心动过速，但经验有限且缺乏对照研究。

β–受体阻滞药治疗心室颤动的价值仍存在争议，但它却能有效预防各种原因造成的严重心律失常和心脏性死亡，这些原因包括急性和慢性心肌缺血、心力衰竭和心肌病等。β–受体阻滞药能有效用于各种不同临床情况下产生的心律失常。尤其对伴有严重左心功能障碍患者猝死的二级预防更有价值。

（1）冠心病。β–受体阻滞药能使用于冠心病几乎各个阶段（Ⅰ类推荐、证据水平A）。AMI容易发生室性心律失常，β–受体阻滞药可用于预防心室颤动（Ⅰ类推荐，证据水平A）。MI后β–受体阻滞药使用能降低全因死亡率和心脏性死亡，因此推荐用于所有MI后猝死的Ⅰ级预防（Ⅰ类推荐，证据水平A）。β–受体阻滞药使心脏性死亡率下降51%~43%。CAPRI-CORN试验显示卡维地洛用于MI后左心室功能障碍的患者使心脏性死亡呈下降趋势。

（2）慢性心力衰竭或左心室功能障碍。此类患者使用β–受体阻滞药治疗的最大获益是死亡率降低，包括心脏性猝死。因此，为了预防心脏性猝死，所有心力衰竭患者都应使用β–受体阻滞药（Ⅰ类推荐，证据水平A）。β–受体阻滞药可以使心脏性猝死的下降达到40%~55%。

（3）长Q–T间期综合征。尤其Ⅰ型和Ⅱ型患者发生威胁生命的室性心律失常往往与运动或情绪紧张相关。虽然临床上常规使用β–受体阻滞药，但缺乏前瞻性和安慰剂对照的研究。抗交感治疗如β–受体阻滞药/心脏去交感神经可使晕厥患者猝死发生明显下降，但是有心脏骤停病史的患者发生心脏性猝死的危险仍然相当高。目前，β–受体阻滞药主要推荐用于有症状的患者（Ⅰ类推荐，证据水平B），亦可用于无症状的患者（Ⅱa类推荐，证据水平C）。通常使用普萘洛尔，强调需滴定至最大可耐受剂量。

（4）儿茶酚胺相关多形性室性心动过速。其特征是交感神经兴奋诱导多形性室性心动过速，患者心脏结构正常，约1/3有晕厥和心脏猝死家族史。运动或异丙肾上腺素输注可以复制该心律失常。β–受体阻滞药是至今唯一有效的药物。

## （四）β–受体阻滞药治疗冠心病

冠心病可分为稳定型冠心病和ACS两大类推荐型。前者包括稳定型劳力型心绞痛和有（或无）症状的陈旧性心肌梗死；后者包括ST段抬高性心肌梗死（MI）、ST段不抬高性MI以及不稳定型心绞痛。

1. β - 受体阻滞药的作用机制

β - 受体阻滞药有益于各种类型的冠心病患者。通过降低心肌收缩力、心率和血压，使心肌耗氧量减少；同时延长心脏舒张期而增加冠状动脉及其侧支的血液灌注，从而减少和缓解日常活动或运动状态的心肌缺血发作，提高生活质量。能缩小梗死范围，减少致命性心律失常，降低包括心脏性猝死在内的急性期病死率和各种心血管事件发生率。长期应用可改善患者的远期预后，提高生存率，即有益于冠心病的二级预防。

2. β - 受体阻滞药的慢性稳定型冠心病

（1）循证医学证据。β - 受体阻滞药控制运动引起的心绞痛极为有效，可改善运动耐受性，减少或抑制有症状和无症状的心肌缺血事件。该药具有预防死亡、特别是心脏性猝死和MI的作用，既往无MI情况下也是如此。不同的β - 受体阻滞药在临床疗效上无显著差别。β - 受体阻滞药和钙通道阻滞药控制心肌缺血的疗效相仿。β - 受体阻滞药和硝酸酯类药物联用的效果优于两者单用。β - 受体阻滞药可以和二氢吡啶类药物合用，但与维拉帕米或地尔硫䓬合用会增加心动过缓和房室传导阻滞的风险。

（2）临床应用。β - 受体阻滞药是治疗稳定型冠心病的基石，所有的此类患者均应长期使用，以控制心肌缺血、预防MI和改善生存率，不论既往有无MI病史（Ⅰ类推荐，证据水平B）。慢性心绞痛或心肌缺血伴高血压、既往有MI或左心室功能低下患者应首选β - 受体阻滞药（Ⅰ类推荐，证据水平A）。临床首选 $\beta_1$ - 受体阻滞药，常用美托洛尔、阿替洛尔和比索洛尔。非 $\beta_1$ 受体选择性者不良反应多，均基本不用。β - 受体阻滞药宜从小剂量开始（如1/4目标剂量），若能耐受可逐渐增加到目标剂量：比索洛尔10毫克/次，每日1次；美托洛尔平片50~100毫克/次，每日2次；或美托洛尔缓释片200毫克/次，每日1次；阿替洛尔25~50毫克/次，每日2次。原则上使静息心率降至理想水平（55~60次/分）为宜。给药剂量应个体化，应根据症状、心率及血压随时调整。需特别注意的是，若用药后出现有症状的严重心动过缓（心率低于50次/分），应减量或暂时停用而非停药，否则易致心率反跳性增加，诱发心肌缺血或心绞痛。

### （五）β-受体阻滞药在其他高血压急症中的应用

1. β-受体阻滞药的主动脉夹层中的应用

（1）作用机制。β-受体阻滞药主要通过阻滞细胞膜上的β-受体，降低心输出量，减慢心率，阻断由于交感神经系统兴奋、去甲肾上腺素释放造成的血管收缩作用，从而降低高血压，减小脉压；通过降低心肌收缩力和收缩速率，减慢心率，从而减少主动脉壁的剪切力。β-受体阻滞药是主动脉夹层药物治疗重要组成部分，β-受体阻滞药可通过降低血压和减少收缩速率延缓腹主动脉瘤扩张。

（2）临床应用。β-受体阻滞药是主动脉夹层治疗的基本用药，不仅在急性期要使用，稳定期患者也要长期使用。主动脉夹层确诊后，无论是否手术，应开始β-受体阻滞药治疗。怀疑有急性主动脉夹层的患者亦应给予β-受体阻滞药或联合使用其他血管扩张药。

情况紧急时首先需静脉给药，使血压尽快降至目标水平（收缩压<110~120mmHg），心率降至50~60次/分。如果血压和心率已达到目标值，可改用口服制剂维持。

2. β-受体阻滞药在高血压急症合并急性冠状动脉的应用

高血压急症合并急性冠状动脉综合征（ACS）时β-受体阻滞药既可减慢心率，又可降低血压，减少心肌需氧量。与静脉硝酸甘油合用，可以有效控制血压和缺血症状。初始治疗可选择短效β-受体阻滞药，如艾司洛尔静脉给药，也可使用美托洛尔静脉制剂，病情缓解后再给予口服制剂。血压目标值应为130/80mmHg，血压应缓慢降低，舒张压不要低于60mmHg。血流动力学不稳定的患者如合并有心源性休克或急性左心衰竭，应等收缩压稳定且高于110mmHg后再使用β-受体阻滞药。

3. β-受体阻滞药在高血压合并急性左心衰竭中的应用

高血压合并急性左心衰竭，应优先选择利尿药和血管扩张药如硝普钠或硝酸甘油降压，通常不用β-受体阻滞药。由嗜铬细胞瘤引起的高血压危象合并急性左心衰竭，可以使用拉贝洛尔10mg静注，继以50~200mg/h静滴维持。此外，高血压引起的急性左心衰竭伴肺水肿，如无其他并发症，可尽早使用拉贝洛尔。

### （六）β-受体阻滞药治疗其他心血管疾病或临床状况

（1）扩张型心肌病。扩张型心肌病早期阶段，仅有心脏结构的改变，超声心动图显示心脏扩大、收缩功能损害但无心力衰竭的临床表现。此阶段应积极进行药物干预，包括应用β-受体阻滞药，可减少心肌损伤和延缓病变发展，尤其适用于心率快、伴室性心律失常，以及抗$β_1$-受体抗体阳性的患者（Ⅰ类推荐，证据水平B）。在扩张型心肌病的中晚期已出现心功能障碍症状和体征者，则按慢性心力衰竭治疗，亦应使用β-受体阻滞药。卡维地洛与ACEI联合长期治疗扩张型心肌病，可以使患者左心室舒张期末内径缩小、LVEF增加，室性早搏减少。

（2）肥厚型心肌病。肥厚型心肌病由基因突变致病，目前尚无有效的病因治疗方法。肥厚型心肌病病程呈现典型的心摩重构，研究发现美托洛尔具有逆转心肌肥厚的作用，为延缓和逆转重构，建议应用β-受体阻滞药小到中等剂量。β-受体阻滞药还可降低心脏交感神经兴奋性，减慢心率，降低左心室收缩力和室壁张力，降低心肌需氧量，减轻流出道梗阻，可用于改善肥厚型心肌病患者的胸痛和劳力性呼吸困难症状。

（3）心肌桥。心肌桥的临床表现多种多样，除心绞痛之外，还可出现室性心动过速甚至心源性猝死，多于劳累或活动后发生，也有出现在夜间睡眠、情绪激动时。β-受体阻滞药可减慢心率，减轻收缩期挤压，从而减轻心肌桥对壁冠状动脉的压迫；还可提高冠状动脉血管储备，改善患者症状和提高运动耐量，因而适用于心肌桥的治疗。

（4）甲状腺功能亢进症。甲状腺功能亢进症患者血中儿茶酚胺水平正常，但受体增加，β-受体阻滞药可抑制T4向T3转换，又能对抗儿茶酚胺的作用，从而迅速缓解甲状腺功能亢进导致的心动过速、眼睑痉挛、震颤、焦虑等症状。普萘洛尔作用最强。

# 第五节　β－受体阻滞药与其他药物之间的相互作用

β－受体阻滞药与其他药物的联合使用，其相互作用可分为药代动力学和药效学两类。

## 一、β－受体阻滞药代动力学

（1）β－受体阻滞药影响肛受体阻滞药的药代动力学。β－受体阻滞药在体内的消除机制不尽相同，如普萘洛尔和美托洛尔等在体内主要是经肝脏代谢成有活性或无活性的代谢产物而消除，阿替洛尔和纳多洛尔等不经过代谢，以原型从肾脏排出。某些药物诱导酶加快β－受体阻滞药在肝内代谢，增加消除速率，减少生物利用度，如戊巴比妥钠、利福平诱导药酶加快药物在肝脏内代谢而降低美托洛尔、阿替洛尔的生物利用度。甲状腺功能亢进症患者或使用甲状腺素者，加快美托洛尔、阿替洛尔在体内的廓清，降低生物利用度，阿替洛尔则不受影响。又如西咪替丁、氯丙嗪抑制肝微粒体酶，降低β－受体阻滞药在肝内的代谢速度，增加美托洛尔、阿替洛尔的生物利用度，升高血液浓度。为加强降压作用，血管扩张药经常与β－受体阻滞药合用，因血管扩张药可增加肝和肾血流量从而改变β－受体阻滞药在肝内代谢和肾脏排泄。

（2）β－受体阻滞药影响其他药物的药代动力学。普萘洛尔和美托洛尔降低利多卡因的清除率而增加利多卡因的毒性，因利多卡因的清除依赖于肝血流量，可能是β－受体阻滞药减少心排出量而继发减少肝血流量之故。普萘洛尔亦可增加氯丙嗪的血液浓度，这可解释普萘洛尔增强氯丙嗪对精神分裂症的疗效。

## 二、β－受体阻滞药效学

（1）影响β－受体阻滞药的治疗作用。利尿药、血管扩张药和其他抗高血压药可增加β－受体阻滞药的降压作用。非甾体抗炎药吲哚美辛、普萘生抑制前列腺素的合成，降低降压的疗效。其中体液滞留可能影响血管前列环素的活力，起到相反作用。

（2）不良反应累加。β–受体阻滞药可加强许多抗心律失常药的不良反应，产生心肌抑制、心力衰竭、低血压、心动过缓、房室传导阻滞和心脏停搏。与利多卡因合用发生严重的不良反应。硝苯地平与β–受体阻滞药合用引起严重的低血压和心力衰竭，但是只在患者的心功能损害的情况下才发生。索他洛尔不同于其他的β–受体阻滞药，它有Ⅲ类抗心律失常药的作用，因此在大剂量时延长Q–T间期，增加室性心律失常的危险。β–受体阻滞药可加强哌唑嗪首次用药引起的直立性低血压和可乐定撤除后的高血压反应。

# 第四章 天然药物抗心血管疾病药理新论

心血管系统疾病严重危害人类健康，影响人类的生活质量。本章重点围绕天然药物红景天苷、冠心丹参滴丸、芪参益气滴丸、姜酚、黄芩苷、西红花苷、三七总皂苷、钩藤碱、绞股蓝皂甙、银杏叶提取物、苦参，以及叶下珠对心血管系统疾病的药理进行探讨。

## 第一节 红景天苷在心血管疾病中的药理研究

红景天苷是中药红景天中提取的一种苯乙醇类化合物，为红景天主要有效成分。红景天在遗传上已经适应了严重缺氧、低温干燥、气候骤变的恶劣环境，具有活血止血、清肺止咳、通脉止痛、扶正固本的作用。现代药理学研究表明，红景天苷具有耐缺氧、抗衰老、抗氧化、抗疲劳、抗辐射、抗肿瘤、免疫调节、清除自由基等多方面作用，对心血管系统、肝、肾、神经细胞均具有保护作用，且不良反应较小，具有良好的开发前景。

### 一、红景天苷有利于保护心肌细胞

心肌细胞损伤包括可逆性损伤和不可逆性损伤，其中心肌细胞凋亡和坏死是心肌损伤的主要方式，自我吞噬和细胞老化等其他细胞死亡方式也参与心肌损伤的过程。心肌细胞死亡的主要机制包括氧化应激损伤、细胞内钙超载、线粒体损伤、相关转化因子的活化、细胞凋亡通路紊乱、DNA损伤等，红景天苷主要通过干预上述过程发挥心肌细胞保护作用。

（1）抑制心肌细胞氧化应激损伤。氧化应激损伤指机体在遭受有害刺激时，体内活性氧（ROS）产生和清除的动态平衡遭到破坏，ROS过量蓄积，通过氧化应激反应致细胞溶酶体、线粒体损伤。具体表现为，ROS可直接引起细胞膜脂质过氧化、细胞内蛋白质和酶类变性、DNA损伤等，并最终导致细胞死亡；另外，ROS以细胞内信使身份，干预钙离子信号传递、蛋白质磷酸化过程及转录因子等，通过活化许多信号传导通路，间接导致细胞损伤。据研究表明，在氧化应激状态下，心肌细胞损伤主要表现为细胞膜、线粒体及溶酶体损伤，这3方面紧密联系，相互影响。心肌细胞缺血缺氧时，组织中自由基生成增多而超氧化物歧化酶（SOD）活性降低，导致膜脂质过氧化，损伤心肌细胞膜，进而引起广泛的心肌细胞损伤。红景天苷具有显著的抗氧化、清除氧自由基作用，通过抑制氧化应激反应明显减轻氧自由基蓄积造成的心肌损害。

（2）拮抗心肌细胞钙超载。钙超载指机体在一些有害因素的刺激下，钙平衡系统功能失调，导致钙分布紊乱，而引起细胞内钙浓度异常性升高。心肌细胞缺血缺氧时，细胞内钙稳态遭到破坏，引发钙超载，后者进一步导致线粒体氧化磷酸化障碍、线粒体膜电位下降、三磷酸腺苷（ATP）代谢水平降低、细胞质磷脂酶和蛋白酶激活，最终对心肌细胞造成不可逆损害，此外，细胞内钙超载还可激活多种酶类并诱导细胞内抑癌基因p53、B淋巴细胞瘤（Bcl）-2基因家族成员，即刻早期基因（IEGs）家族成员c-fos等的表达，促进热体克蛋白及脂肪酸合成酶表达，引发DNA断裂，促进细胞凋亡。

（3）抑制心肌细胞线粒体功能损伤。线粒体是细胞内物质氧化还原的重要场所，为细胞内生物化学活动提供能量，当心肌细胞线粒体功能受到损害，易引起细胞能量代谢障碍，导致心肌损伤。线粒体膜通透性转换孔（mPTP）是位于线粒体内外膜之间连接处的一组蛋白复合体，是一种非特异性通道，它参与基质的离子平衡和线粒体体积的调节，在细胞的生存、凋亡中扮演着重要角色。当心肌细胞mPTP开放水平增高时，易引发线粒体肿胀及膜系完整性的破坏，损害线粒体功能，进一步导致线粒体内细胞色素C（Cyto.C）等物质释放到胞浆内，并最终引起心肌细胞损伤。红景天苷通过抑制心肌细胞线粒体功能损伤，发挥心肌细胞保护作用。

（4）调控缺氧诱导因子-1α表达。缺氧诱导因子-1α是由氧依赖性α亚基和结构稳定性β亚基组成的转录调节因子，在低氧条件下可被诱导产生，通过一定的信号转导机制发挥防止组织损伤、抑制细胞凋亡和维持机体氧稳态的重要作用。红景天苷通过上调HIF-1α蛋白的表达，显著发挥对抗缺氧引起的心肌损伤的保护作用。

（5）调控重要凋亡相关蛋白Bcl-2、Bax等表达。抗凋亡蛋白（Bcl-2、Bcl-XL）、促凋亡蛋白（Bax）等均属于Bcl-2家族成员，是参与细胞凋亡途径的重要蛋白，Bcl-2家族蛋白的"阴阳平衡"影响mPTP的膜电位，决定Cyto.C的释放与否，从而影响细胞生存。红景天苷通过干预心肌细胞重要凋亡相关蛋白Bcl-2、Bax表达，发挥心肌保护作用。

## 二、红景天苷有利于促进血管新生与改善心功能

VEGF、成纤维细胞生长因子（CFGF）、肾上腺髓质素（AM）、内皮素等促血管新生因子参与调控体内血管新生过程，血管新生可有效缓解心肌缺血，保护心血管系统。红景天苷通过影响VEGF、FGF、AM及其受体的表达干预血管新生进程，进而发挥心血管系统保护作用。

心肺复苏后心功能的改变与多种机制有关，涉及缺血—再灌注损伤、缺氧/复氧、应激等方面病理生理，其综合作用结果会降低心功能，影响总体预后。采用亚低温、改善心脏微循环等治疗方法对改善心功能有一定的积极意义。

据研究发现，红景天苷通过多途径、多靶点的复杂作用机制，不仅可以改善慢性心衰模型大鼠心功能，保护缺血—再灌注心肌，还在应激保护、抗疲劳等方面取得较好的疗效。

# 第二节　冠心丹参滴丸在心血管疾病中的药理研究

冠心丹参滴丸为冠心丹参片的改良剂型，由三七、丹参、降香油3味药物组成，是已经上市的中成药。冠心丹参滴丸具有抗心肌缺血、改善血管内皮功能、稳定脂质斑块、抗氧化应激损伤等多重药理作用，临床主要用于治疗气滞血瘀

型冠心病，具有改善冠心病临床症状、改善心功能、调节血脂血糖、改善血液流变性等作用，在常规治疗基础上合用冠心丹参滴丸可进一步改善冠心病的临床症状。

## 一、冠心丹参滴丸在心血管疾病中的药理作用

（1）抗急性心肌缺血。心肌的血液灌注减少导致心肌缺血，其中冠状动脉狭窄是心肌缺血最主要的原因。给予SD大鼠冠心丹参滴丸1mg/kg灌胃，1h后采用大鼠舌下静脉垂体后叶素$0.35U \cdot kg^{-1}$注射模拟急性心肌缺血，同时描记心电图，结果显示冠心丹参滴丸组可对抗急性心肌缺血引起的心电图改变，与空白对照组相比，血清超氧化物歧化酶活性增加，丙二醛含量降低，差异具有统计学意义。

（2）对血管内皮功能的保护。非对称二甲基精氨酸（asymmetrical dimethylarginine，ADMA）是内源性的内皮依赖性血管舒张功能的抑制剂，可抑制一氧化氮合酶活性，使舒张血管的一氧化氮（nitric oxide，NO）生成减少，引起血管内皮功能障碍。冠心病患者的血清ADMA水平增高，且与冠心病的严重程度成正比，以稳定型冠心病、不稳定型冠心病、心肌梗死的顺序增高。研究表明，冠心丹参滴丸治疗后可以明显地降低患者血清ADMA水平，减少缩血管物质内皮素-1（endothelin-1，ET-1）的含量，增加舒血管物质NO含量，降低ET/NO比值，具有舒张血管的作用。

（3）降低炎症介质水平及稳定斑块。冠心丹参滴丸可以降低患者的血清超敏C反应蛋白、P-选择素、白介素-8（Interleukin-8，IL-8）等炎症介质含量。P-选择素介导白细胞赫附于血管内皮，加重炎症反应；IL-8可以影响动脉粥样硬化斑块的稳定性，参与动脉粥样硬化斑块内的炎症反应，促进基质金属蛋白酶（matrix metalloproteinases，MMP）的表达。MMP参与多种病理生理过程，如器官的生成、伤口的愈合、炎症的水平、肿瘤的形成等，MMP对心血管的影响主要包括导致动脉粥样硬化、再狭窄、降低粥样硬化斑块的稳定性，导致斑块破裂。冠心丹参滴丸可以降低MMP-9、MMP-2水平，减少斑块不稳定性导致的心血管事件风险。冠心丹参滴丸可以减轻存在于内皮细胞表面的可溶性细胞间黏附分子-1（soluble intercellular adhesion molecule-1，sICAM-1）和可溶性血管细胞

间黏附分子-1（solublevascular cell adhesion molecule-1，sVCAM-1），减轻白细胞与内皮细胞的黏附，减轻炎症反应，抑制动脉粥样硬化斑块从稳定向不稳定状态转化。

（4）抗氧化应激损伤。冠心丹参方的主要有效活性成分，包括丹参酮IIA磺酸钠、丹酚酸B、人参皂苷Rbl、人参皂苷Re、人参皂苷Rgl、三七皂苷R1、木犀草素等对$H_2O_2$引起的H9c2细胞损伤的干预效应。除三七皂苷R1外，其他成分均在不同时间点上表现出了抗氧化损伤、保护心肌细胞、抑制心肌细胞活力下降的效果，体现了其抗氧化作用在不同时间上的协同效应。其中降香中的黄酮类化合物抗氧化损伤作用最为显著，因此认为黄酮类化合物是冠心丹参方中起抗氧化应激损伤的主要成分。黄酮类化合物中以槲皮素、木犀草素和木犀草苷作用最佳，其机制可能与加强内源性抗氧化酶的活性，抑制膜电位降低和活性氧簇的升高有关。同时通过减少$H_2O_2$对抗凋亡因子Bcl-2家族蛋白表达的影响，抑制促凋亡因子Bax、凋亡蛋白酶激活因子-1（Apaf-1）的表达，从而抑制氧化应激导致的心肌细胞的凋亡。

## 二、冠心丹参滴丸在心血管疾病中的临床药理研究

（1）对冠心病的临床疗效。冠心丹参滴丸可以改善稳定型心绞痛、不稳定型心绞痛患者的临床表现，降低心肌耗氧量。冠心丹参滴丸可以明显改善冠心病患者的心绞痛症状（RR：1.17；95% CI：1.111.22），改善心电图表现（RR：2.36；95% CI：1.843.02）。对冠状动脉内支架植入术后患者6个月的随访发现，服用冠心丹参滴丸的患者心血管事件发生率要低于对照组，心功能改善优于对照组。

（2）对心脏功能的影响。冠心丹参滴丸可以提高冠心病患者每搏输出量（stroke volume，SV）、心输出量（cardiac output，CO）、射血分数（ejection fraction，EF），改善患者的心功能。β-受体阻滞剂可以延长舒张期，延长心肌灌注时间，增加回心血量，进一步改善SV。冠心丹参滴丸与美托洛尔比较，均可改善左室舒张末期内径、左室收缩末期内径、EF，且二者的差异无统计学意义；但美托洛尔组的CO要低于冠心丹参滴丸组，可能与其负性肌力作用有关，二者联合应用可以明显改善上述指标，降低心胸比例，改善临床症状。

（3）对冠心病危险因素的影响。纠正和改善危险因素对冠心病的治疗至关重要。冠心丹参滴丸可以明显降低冠心病患者的血清总胆固醇、甘油三酯、低密度脂蛋白胆固醇，升高高密度脂蛋白胆固醇，降低冠心病的危险因素。冠心丹参滴丸可以增加冠心病伴或不伴糖尿病患者的胰岛素敏感性，降低血清胰岛素和C肽，对空腹血糖无明显影响。血液流变学的异常改变会引起血液循环障碍，加重组织缺血，冠心丹参滴丸在改善临床症状和血脂的同时，可以改善血液的流变性，降低冠心病患者的血液黏度、血浆黏度和红细胞压积，降低血浆纤维蛋白原含量。心理因素是被认知的一类影响冠心病发生、发展和预后的独立危险因素。冠心丹参滴丸可通过改善冠心病患者的焦虑抑郁状态进而对冠心病患者的预后起到积极的影响。

（4）对心血管疾病并发症及其他原因引起的心脏病的治疗。高血压得不到有效控制可以引起高血压肾病，长期的高血压导致肾动脉硬化，引起肾实质缺血和肾单位的减少，严重者可以导致慢性肾衰竭。一项对高血压肾病患者的临床研究表明，与常规西药组相比，冠心丹参滴丸可以明显降低尿素氮和尿蛋白，增加肌酐清除率，对肾脏起到保护作用，且其对高血压肾病患者肾功能的保护作用独立于降压作用。

除冠状动脉粥样硬化性心脏病之外，冠心丹参滴丸亦可以应用于其他原因引起的心脏病，如提高肺心病患者的心功能、减少病毒性心肌炎的心肌损伤、改善冠状动脉无明显病变患者的冠状动脉慢血流现象（coronary slow flow phenomenon，CSFP）、提高CSFP患者的TIMI分级、减少维持性血液透析患者的急性心血管并发症等。

# 第三节　芪参益气滴丸在心血管疾病中的药理研究

## 一、芪参益气滴丸在急性心肌梗死中的药理研究

急性心肌梗死发生后，心脏进入恢复期会经历心室重构的过程，而左心室重构是左心室大小、形态、组织结构及功能状态的改变，是心梗发展为心衰的重要病理生理过程，并贯穿于整个病程的始终，成为影响急性心肌梗死近远期预后的主要原因之一，早期的干预和治疗就显得尤为重要，可以防止和延缓重构的过程，维持正常的心脏结构和功能，提高患者的生存质量。

气虚血瘀型急性心肌梗死患者分为常规治疗组和芪参益气滴丸治疗组。通过测定外周血白细胞和C反应蛋白以及给药前后超声心动图检测的左心室各项指标发现：芪参益气滴丸在治疗的前两周可以明显降低外周血白细胞和C反应蛋白，降低左心室舒张末期内径（LVDd）、左心室舒张末期容积（LVEDV）、左心室收缩末期容积（LVESV），以及升高左心室射血分数（LVEF）。由此说明芪参益气滴丸可以减轻急性心肌梗死后的炎症反应，改善整体左室功能，具有一定的抗急性心肌梗死早期心室重构作用。

## 二、芪参益气滴丸在心肌肥厚模型中的药理研究

心肌肥厚是由多种刺激引起的多因素临床综合征，如压力过载、缺血性疾病和遗传性心脏缺陷，其表现出许多病理特征，包括心脏功能障碍、心脏纤维变性、能量缺乏、心肌细胞死亡、血管功能障碍和氧化应激等，涉及多重、复杂的信号通路。

心肌肥厚最初是对压力或体积应力的适应性反应，其特征在于增加的心肌细胞大小、胚胎基因的再表达，以及控制蛋白质合成的信号通路的激活。然而，持续加重的心肌肥厚最终会逐渐发展为心力衰竭，心力衰竭的发病率和死亡率逐年升高使它成为一个备受关注的公共卫生问题。

对升主动脉瓣狭窄引起压力过载而诱导的左室心肌肥厚的影响。用药4周后显著缓解左心室舒张末期后壁厚度以及左心质量指数，增加左心室射血分数以及左心室短轴缩短率，也减缓了心肌纤维化的程度，巨噬细胞标记物CD68和生长转化因子的表达受到了明显的抑制，证实芪参益气滴丸可通过干扰炎症过程减轻压力过载引起的心肌肥厚和心肌纤维化。

利用相同的动物模型证明芪参益气通过多组分、多靶点模式保护压力超负荷诱导的心脏肥大，并且比较了芪参益气、单一成分的黄芪、丹参、三七和降香和各种成分组合的效果和机制，不仅展示了芪参益气滴丸配方的合理性，也证明了芪参益气滴丸治疗心肌肥厚机理主要是调节代谢细胞改善能量代谢和清除活性氧改善氧化应激过程。

### 三、芪参益气滴丸在动脉粥样硬化和血栓中的药理研究

动脉粥样硬化是一种发病机制复杂、临床尚无有效且特异性药物治疗的慢性炎症性疾病，是血管对各种损伤的一种异常反应，这还是一种进行性多因素疾病，发生在各种危险因素的影响下，包括内皮功能障碍（ED）氧化应激和低密度脂蛋白（LDL）氧化。

运用高分辨率超声血管成像技术观察芪参益气滴丸对实验兔的腹主动脉粥样硬化斑块组织结构的影响，发现芪参益气滴丸可以在一定程度上通过改变斑块的组织学构成，起到抑制斑块继续发展、稳定斑块的作用。对于全身性炎症反应的敏感标志物C反应蛋白进行测定，以探究芪参益气滴丸对稳定斑块的可能机制，实验结果表明芪参益气滴丸能降低炎症因子水平，抑制炎症反应从而达到稳定斑块的效果。

通过建立高脂血症大鼠颈总动脉球囊损伤模型，发现芪参益气滴丸可以调节代谢异常的血脂，防止高脂血症对EC/NOS/NO途径的损伤，同时可以抑制氧化应激反应产生的过多的活性氧，防止大量脂质和一氧化氮（NO）被氧化，促进NO的合成与释放并提高NO的生物利用度，并且可以减轻缩血管因子对血管的强烈致收缩作用，这说明芪参益气能够改善血管内皮依赖性舒张功能障碍抗血小板凝集、预防血栓形成，保护血管内皮细胞功能。

# 第四节　姜酚在心血管疾病中的药理研究

## 一、姜酚在心血管疾病中的抗炎、抗氧化作用

心肌缺血—再灌注损伤（MIRI）可导致心律失常、心力衰竭甚至心脏性猝死。MIRI是一个极其复杂的病理变化过程，目前研究表明，过度的炎症反应是参与MIRI的关键环节。

有学者研究发展MIRI后瘦素（leptin）水平异常升高，高水平瘦素通过影响磷酸肌醇-3轻激酶/蛋白激酶B（PI3K/Akt）和p44/42丝裂原活化蛋白激酶（p44/42 MAPK）等信号通路调控能量代谢，进一步起到促进心肌重塑的作用。有学者研究发现，6-姜酚可显著降低炎症细胞因子、瘦素水平，缩小心肌梗死面积，减轻心肌组织损伤。临床治疗中阿霉素导致的心脏毒性是一个复杂的多因素参与过程，其中线粒体活性氧化物扮演关键角色。有研究证实，6-姜酚通过抑制核转录因子KappaB（NF-KB）信号通路降低炎症反应、活性氧水平，降低Caspase-3表达，减轻阿霉素诱导的大鼠心脏毒性，具有显著的心肌保护作用及多种心血管活性效应。

PI3K/Akt信号通路是心肌细胞中重要的细胞存活信号通路，激活该信号通路可缓解线粒体调节的细胞凋亡。有学者研究发现，6-姜酚通过激活线粒体中PI3K/Akt信号通路，降低细胞凋亡指数、Bax基因表达、细胞色素C释放和Caspase-3活性来发挥对阿霉素心脏毒性的保护作用。血管紧张素Ⅱ（AngⅡ）是高血压、冠心病等衰老相关性血管疾病发生发展的重要病理因素，有研究显示，血管紧张素Ⅱ能通过AT1受体介导血管平滑肌细胞（VSMCs）衰老。也有学者研究发现，6-姜酚可以显著抑制血管紧张素Ⅱ诱导的哺乳动物雷帕霉素靶蛋白（mTOR）表达及底物P70S6激酶（P70S6K）磷酸化，进而保护VSMCs抵抗血管紧张素Ⅱ诱导的细胞衰老，有利于VSMCs保持正常的细胞功能进而维持血管稳

态，这为临床治疗高血压病、冠心病提供了新的思路。

## 二、姜酚在心血管疾病中的降压作用

姜酚的降压作用已经得到很多研究证实，但是具体的降压机制尚未阐明。在内皮完整的胸主动脉环，用去甲肾上腺素和氯化钾（KCl）诱发平滑肌收缩后，加入不同浓度的姜酚，结果显示，不同浓度的姜酚均可以明显舒张血管平滑肌，且该效应具有剂量依赖性。而在去除内皮的胸主动脉环，姜酚舒张血管的效应显著降低，表明姜酚对血管平滑肌的作用与血管内皮有关。血管内皮细胞可以合成和分泌多种血管活性物质来调节血管的收缩和舒张，其中促进血管舒张的活性物质包括一氧化氮（NO）和前列环素$I_2$（$PGI_2$）。为了进一步明确姜酚是否通过促进NO和$PGI_2$的分泌实现血管舒张效应，分别用内皮型一氧化氮合酶（eNOS）抑制剂左旋硝基精氨酸甲脂（L-NAME）或环氧化酶抑制剂吲哚美辛来减少NO或$PGI_2$的生成。结果表明，预先加入L-NAME或吲哚美辛后，姜酚的舒张血管效应显著降低，表明姜酚的舒血管效应与内皮细胞的NO和$PGI_2$两条途径有关。血管紧张素Ⅱ受体属于G蛋白耦联受体家族，血管紧张素Ⅱ过度激活该受体时可导致高血压、体液平衡失调以及心血管损害。

## 三、姜酚在心血管疾病中的强心作用

心肌肌浆网在心肌细胞收缩和舒张功能中发挥核心角色，肌浆网$Ca^{2+}$—ATP酶（SERCA）是参与钙离子调节的主要蛋白；而SERCA2a主要存在于心肌和骨骼肌等肌纤维中，其功能是三磷酸腺苷（ATP）依赖性地逆浓度梯度将钙离子由胞浆排入肌浆网内，促进心肌舒张。不同类型的心力衰竭发病过程往往伴肌浆网SERCA活性的减弱。这提示SERCA激动剂可能具有抗心力衰竭作用。早期的研究结果表明，姜酚能够提高肌浆网SERCA活性，增强肌浆网的钙回摄能力。有学者研究发现姜酚对肌膜SERCA、肌球蛋白SERCA、肌动蛋白激活的肌球蛋白SERCA，eAMP-磷酸二酯酶活性无影响，提示姜酚仅对肌浆网SERCA起作用，可用作研究肌浆网钙泵调节机制及肌浆网钙泵活性与肌肉收缩性之间相互作用的一种工具药。

有学者在研究糖尿病所致心肌细胞舒张功能损害中发现，6-姜酚可以通过提高SERCA活性来改善心肌细胞舒张功能，但未观察到6-姜酚对心肌收缩力有明显影响。

去甲乌药碱与6-姜酚单体及其配伍在正常心肌细胞中正性肌力作用中发现3~30μmol/L 6-姜酚对心肌细胞收缩功能无显著影响，>30μmol/L时使心肌细胞产生不节律性收缩，6-姜酚与去甲乌药碱配伍不能增强去甲乌药碱的强心作用。

# 第五节　黄芩苷在心血管疾病中的药理研究

黄芩苷，$C_{21}H_{18}O_{11}$，分子量446.37，黄色结晶，加醋酸铅试液发生橘黄色沉淀。易溶于N、N-二甲基甲酸胺、吡啶中，可溶于碳酸氢钠、碳酸钠、氢氧化钠等碱性溶液中，但在碱性溶液中不稳定，渐变暗棕色，微溶于热冰醋酸，难溶于甲酸、乙酸、丙酮，几乎不溶于水、乙醚、苯、氯仿等。

## 一、黄芩苷在心血管疾病中保护内皮细胞的作用

黄芩苷对过氧化亚硝酸盐引起内皮细胞损伤具有一定的保护作用。黄芩苷能减轻内毒素对内皮细胞膜结构的损伤作用，同时抑制内毒素所致的细胞蛋白分泌功能增强、蛋白水解酶的释放以及氧自由基的产生，其机制可能与黄芩苷具有降低细胞内钙负荷、增加钙—钙调蛋白复合物的作用，以及抑制内毒素引起的内皮细胞呼吸暴发和氧自由基的释放有关。黄芩苷能抑制角叉菜诱导细胞肿瘤坏死因子（TNF-α）、白细胞介素-1（IL-1）的产生，减少黏附因子CD54、CD106在血管内皮细胞的表达，对高糖诱导的内皮细胞凋亡有抑制作用。黄芩苷可剂量依赖性地抑制内皮细胞的迁移和分化，能减轻NO介导的内皮损伤，能抑制高糖导致的内皮细胞黏附分子增高，对高糖状态下CRL1730细胞sICAM-1、sVCAM-1的增高具有抑制作用，其原因可能与其抑制炎症反应等因素有关。黄芩苷对肿瘤坏死因子（TNF-α）诱导的血管内皮细胞损伤具有保护作用，其保护机制与其能抑制黏附因子表达与细胞凋亡有关。黄芩苷可通过抑制caspase-3酶活性抑制LDL

诱导的细胞凋亡。

## 二、黄芩苷在心血管疾病中抑制血管细胞的增殖作用

黄芩苷能抑制高糖诱导的血管平滑肌细胞增殖。黄答普在低浓度下促进VSMC凋亡，高浓度时反而抑制VSMC凋亡。黄芩茎叶总黄酮可浓度依赖性抑制VSMC的增殖，并可显著抑制高脂血清对VSMC的促增殖作用。黄芩苷通过抑制VSMC增殖而阻止球囊损伤诱导的大鼠血管内膜增生。

黄芩苷可剂量依赖性抑制PDGF诱导的SMC增殖和迁移，使细胞周期阻滞在$G_0/G_1$期；黄芩苷处理的VSMC增殖和迁移相关蛋白PCNA、ICAM-1和VCAM-1的表达均被抑制，而增殖抑制蛋白p27水平被上调；黄芩苷显著抑制细胞周期相关蛋白cyclin E和CDK2的表达及二者的相互作用。

黄芩苷低剂量促进血清诱导正常培养细胞增殖，大剂量抑制VSMC增殖，可能部分与NOS活性及NO含量有关。利用PD98059干预后，黄芩苷抑制正常培养和模拟胰岛素抵抗培养细胞的增殖，下调mTOR和p70 S6KmRNA表达，且高剂量黄芩苷作用更强；加入PD98059及PA诱导的细胞增殖，黄芩苷对两组培养细胞均有抑制作用，并能下调mTOR和p70 S6KmRNA表达。由此推测黄芩苷可能具有类似雷帕霉素的特性，作用靶点在mTOR或下游通路，从而抑制SMC增殖。

同时，黄芩苷具有一定的抗炎作用。黄芩苷显著影响白细胞的多种功能与其抗炎作用机理有关。黄芩苷可通过选择地抑制脂加氧酶而达到抗炎作用。

# 第六节 三七总皂苷对心血管疾病的药理研究新进展

三七为五加科植物（panax notogin seng，PNS），又名参三七、田七，是中医治疗心脑血管疾病的名贵中药，有散瘀血、消肿定痛的功效。多用于体内外各种出血证及跌打损伤、瘀滞肿痛。现代研究发现，三七皂苷（PNS）对多种心血管疾病有良好的预防和治疗作用。

## 一、三七总皂苷对心脏的保护作用

（1）对$Ca^{2+}$运转的影响。PNS可作为钙通道阻滞剂，其机理可能与其非选择性钙拮抗作用和抗氧化作用有关。PNS能明显降低心肌细胞钙含量，由于$Ca^{2+}$是心肌细胞发生肥大变化的第二信使，细胞内$Ca^{2+}$超负荷在刺激心肌肥大的信号转导过程中起重要作用，因此具有钙拮抗作用的PNS可能是通过抑制心肌细胞$Ca^{2+}$内流、阻碍信号转导过程来抑制心肌细胞发生肥大变化。

（2）抗心率失常。有学者发现PNS对几种实验性心律失常模型（氯仿诱发的小鼠心室纤颤、氯化钡和乌头碱诱发的心律失常）均有明显对抗作用，三七二醇皂苷也有类似效应，PNS能非竞争性对抗异丙肾上腺素加速心律作用，此作用不为阿托品抑制，推断PNS心律失常作用不是通过竞争性阻断肾上腺素R受体或兴奋M胆碱受体所致，而是与心肌的直接抑制有关。

（3）抗冠心病的作用。增加冠脉血流量，改善心肌微循环，从而调整心肌缺血缺氧状态，是三七抗冠心病的药理学基础。PNS能改善左心室舒张功能，这与其提高肌浆内膜上钙泵活性，纠正心肌细胞内$Ca^{2+}$超负荷及提高左心室心肌能量有关。

## 二、三七总皂苷对血管的保护作用

（1）降血脂作用。通过体外培养血管平滑肌细胞SMCS（平滑肌收缩物质）研究发现，PNS能明显抑制低浓度高脂血清对SMCS的作用，认为PNS可能具有的强抗氧化与降血脂共同作用是PNS延缓或抑制AS的部分机制。应用藻酸双醋钠加血栓通注射液静滴，治疗高脂血症并高粘血症60例。疗程15天。结果：临床疗效及血脂、血液流变性的改善均优于对照组。也有研究表明三七提取物对大鼠的外源性高脂血症具有明显的预防和治疗作用，给高脂血症大鼠饮用三七提取物1周后，大鼠的血胆固醇比高脂对照组大鼠下降31%，甘油三酯下降24.3%，肝重下降4.7%，肝/体比下降了6.2%。

（2）降低血液黏稠度。PNS具有显著的抗凝、抑制血小板功能，促进纤维蛋白原溶解，改善血液循环，解除血液浓、茹、聚、凝状态。用PNS片治疗高茹血症，总有效率92%；PNS还可通过减少外源性脂质的吸收，抑制脂质合成，促进脂质转运和清除，加速脂质排泄及调整血脂。

（3）抗血小板凝集和抗血栓形成作用。三七三醇皂苷能明显抑制由胶原、花生四烯酸、二磷酸腺苷（ADP）诱导的大鼠及家兔血小板聚集，抑制大鼠实验性血栓形成，抑制胶原诱导的大鼠血小板血栓素$A_2$（$TXA_2$）释放；而对大鼠胸主动脉壁前列环素$I_2$（$PGI_2$）生成无明显影响。

# 第七节　钩藤碱对心血管系统疾病的药理研究进展

## 一、钩藤碱对心血管系统疾病的降血压作用

有关实验研究表明，钩藤中的钩藤碱、异钩藤碱、钩藤总碱，以及非生物碱都有降压和负性频率作用，其中应当以异钩藤的降压效果最强，它的降压强弱的顺序应当是异钩藤碱（平均动脉压降低42%）>钩藤碱（平均动脉压降低32.1%）钩藤总碱（平均动脉压降低21.3%）>钩藤非生物碱（平均动脉压降低12.4%）。复力钩藤片可以明显降低原发性高血压的模型大鼠血压，同时升高心钠素（ANP）的含量，明显降低心输出量，能使静脉回流量减少，同时它的前负荷降低网提示钩藤可能舒张血管、降低心输出量，从而达到降低血压。

## 二、钩藤碱抑制血管紧张素诱导的心肌细胞肥大

心肌肥厚疾病是发生心血管疾病非常危险的因素。心肌细胞肥大又是心肌肥厚疾病重要的细胞病理学基础，因此，阐明它发生以及调控机制对心血管疾病防治具有非常重要的现实意义。研究显示，心肌细胞钙离子增加是导致心肌肥大的最基本信号。实验研究已报道出钩藤碱具有抑制血管平滑肌细胞的增殖、舒张血管以及在抗脑缺血再灌注损伤方面的作用。

## 三、钩藤碱对心血管系统疾病逆转心肌肥厚的作用

钩藤碱在浓度>200μmol/L时产生负性肌力作用，其作用原理可能与抑制钙离子内流有关。实验研究发现，钩藤碱煎剂浓缩液能降低自发性高血压大鼠（SHR）

的SBP，逆转其左室肥厚（LVH），其作用机制可能与抑制原位癌基因c-fox的表达有关。

## 第八节　绞股蓝皂甙对心血管系统疾病药理研究进展

绞股蓝[Gynistemma pentaphyllum（Thrunb.）Mak]为葫芦科绞股蓝属植物，主要有效成分为皂甙。目前已分离的绞股蓝皂甙有48种，均为四环三萜达玛烷型，甙元有18种，主要是20（S）-原人参醇（Ia）和2α-羟基-20（S）-原人参二醇（Va）。绞股蓝中有6种皂甙与人参皂甙结构相同，还有一些经水解可得到的人参皂甙，为五加科以外为数不多的含人参皂甙的植物，引起人们关注，推测胶股蓝皂甙具有人参皂甙相似的药理作用，但绞股蓝皂甙只含二醇组皂甙而无三醇组皂甙，故无人参皂甙作用的双重性。已有绞股蓝总皂甙（Gypeno-sides或Gynosaponins，以下简称GP）作为新药上市，主要表现对心血管系统的药理作用。

（1）降压。GP50mg/kg静脉滴注可使麻醉猫的血压下降，维持时间30min以上，降压过程中心率无改变，脉压差增大，提示GP降压不是抑制心脏的结果。GP10mg/kg能明显降低犬血压和总外周阻力、脑血管与冠脉血管阻力，增加冠脉流量，减慢心率，使心脏张力时间指数下降，对心肌收缩性能和心脏泵血功能无明显影响，作用略强于等剂量人参总皂甙。因此，认为GP降压作用可能通过扩张血管使外周血管阻力下降所致。

（2）抗休克。GP50mg/kg对于注射内毒素（LPS）所致的休克兔，可降低3P试验的阳性率，使凝血酶原时间（PT）波动在正常范围，纤维蛋白原消耗减少，休克开始发生的时间推迟，休克维持的时间延长，表明GP有明显的抗内毒素休克，预防继发性DIC作用。同时抑制LPS致休克时一氧化氮（NO）升高和平均动脉血压下降，推测GP可能抑制了诱生型NO合成酶（iNOS）或减少NO大量释放。

（3）保护血管。在离体兔胸主动脉环实验中，GP25，50，100mg/L能对抗外源性（电解克氏液）氧自由基（OFR），黄嘌呤—黄嘌呤氧化酶（X–XO）所致血管舒张功能降低。OFR所致血管舒张功能降低与内皮释放EDRF减少有关，GP能对抗美蓝抑制EDRF所致血管舒张功能降低，提示GP可能保护EDRF活性。进一步研究表明，GP抗电解性OFR的作用可为环氧化酶抑制剂吲哚美辛所阻断，间接表明GP对血管功能保护作用可能与人参皂甙相似，即通过促进组织释放$PGI_2$进而抗膜脂质过氧化有关。采有原位杂交法检测内皮细胞c-sismRNA表达，用Griess法测定内皮细胞（EC）NO释放量，用MTT快速比色法检测平滑肌细胞（SMC）增殖。结果，LPS 16mg/L促进牛主动脉内皮细胞c-sis基因表达，明显降低EC培养液中NO含量，刺激SMC增殖；X–XO系统产生的OFR具有与LPS相似的作用。GP能抑制LPS并能对抗OFR诱导的EC c-sis基因表达，保护EC释放NO的能力，抑制LPS和OFR通过EC介导的SMC增殖，GP的效应可被NO合成酶抑制剂硝基—左旋精氨酸部分取消，表明GP通过抑制EC c–sis基因表达，促进EC合成或释放NO，抑制SMC增殖。

（4）抗脑缺血。夹闭大鼠基底动脉和颈总动脉造成脑缺血再灌注损伤，夹闭前ip GP 150mg/kg可显著减轻脑细胞内水、$Na^+$、$K^+$含量，细胞内LPH和CPK释放明显受抑，脑组织内乳酸聚集显著改善，MDA含量显著下降，表明GP对脑缺血再灌注损伤有保护作用，机理可能与抗氧自由基和脂质过氧化有关。用基底动脉结扎法造成犬脑干缺血，在缺血前3h十二指肠灌注GP 150mg/kg，结果GP组与缺血组比较，脑干听觉诱发电位（BAEP）及病理恢复率逐渐升高，磷酯酶A2（PLA2）活性逐渐降低，SOD活性逐渐升高，表明GP对犬脑干缺血有较好的保护作用，机制可能与升高SOD活性及降低PLA2活性有关。

（5）降血脂和抗动脉粥样硬化。GP 200、300mg/kg可不同程度抑制ip蛋黄乳液致小鼠血清中胆固醇（CHO）及甘油三酯（TRIG）的升高，400mg/kg可显著抑制高脂饲料致鹌鹑血清中CHO、TRIG及LDL升高，并升高HDL/LDL比值。

总之，绞股蓝总皂甙诸多心血管作用均与其抗氧化作用有关。当机体衰老或受感染时，过多的自由基可损伤心肌和血管内皮的细胞膜，从而导致动脉粥样硬化、血栓形成等病变发生，绞股蓝总皂甙能防止内源性氧自由基产生，并能消除外源性的氧自由基，从而表现出良好的心血管药理作用。

# 第九节  银杏叶提取物对心血管系统疾病的药理研究

## 一、银杏叶提取物扩张冠状动脉和双向调节血管作用

银杏叶提取物黄酮类对豚鼠离体心脏冠状动脉具有扩张作用；豚鼠或大鼠注射这种物质，可使其后肢血管扩张，叶中的双黄酮类对大鼠后肢血管也有扩张作用。银杏叶制剂（GbE）的扩张血管部分机理是通过刺激内皮细胞释放内源性松弛因子（当去除血管内皮时，可部分抑制GbE的松弛作用）、拮抗苯肾—L腺素引起的动脉条收缩、抑制血管紧张素转化酶的活性。

银杏叶提取物对血管有双向调节作用，离体实验发现10~200μg/mL的银杏叶提取物可通过释放血管内皮松弛因子（E-DRF）和前列环素而松弛血管，300μg/mL以上的高浓度则抑制内皮依赖性舒张，促进血管收缩，原因认为可能与高浓度银杏叶提取物能清除自由基有关。

引起血管松弛的血管内皮细胞松弛因子的化学本质是一氧化氮（NO），NO是自由基之一，当NO被清除时，血管舒张反应减弱，血管收缩，而银杏叶提取物对血管张力有双向调节作用，这对脑血管调节甚为重要，因为脑血管神经是以NO为递质的，在脑出血时，NO被出血释放出的血红蛋白结合使失活，引起脑血管收缩痉挛，银杏叶提取物可促进E-DRF释放，故能减轻脑血管痉挛和引起的脑缺血；另一方面，当脑缺血、缺氧时，由于代偿性机制使脑血管过度扩张，易引起血管运动性麻痹，而银杏叶提取物又能通过清除过多的NO，使减轻血管过度舒张，因此此时血管适度收缩，有利于脑供血。

## 二、银杏叶提取物降低心肌耗氧量

缺血再灌注损伤及改善冠脉循环作用。麻醉猫静注银杏叶提取物1.09mg/kg和2.09/kg，可降低能反映心肌耗氧量的指标心肌张力—时间指数，如静注1.09mg/kg 90分钟后，其心肌张力—时间指数为153±33，与给药前的164±32比较，明显降

低（$P<0.05$）；静注2.09mg/kg 1分钟后为137±40，与给药前的166±28比较，也明显降低（$P<0.01$），作用强度似婴粟碱。

银杏叶提取物能保护缺血心肌，并对缺血心肌再灌注损伤具有保护作用，表现在能减少心肌缺血/再灌注引起的室颤和缺血引起的心肌电生理紊乱、改善离体大鼠心脏的缺血/再灌注损伤引起的心脏收缩功能障碍、减少心肌损伤时引起的乳酸脱氢酶漏出，大鼠灌胃银杏叶提取物，可加强大鼠工作心脏由于短时间缺血所造成的心脏缺血预适应性心肌保护作用，使增强心肌收缩性和改善冠脉循环。据研究认为，银杏叶提取物是抗心肌缺血/再灌注损伤的机理之一，可能是银杏叶提取物具有抗自由基对心脏的损伤作用。

### 三、银杏叶提取物抑制血小板聚集

静注异银杏叶双黄酮0.25~0.5mg/kg，可抑制大鼠血栓形成，减少血小板黏附和抑制血小板聚集作用。体外实验显示，异银杏双黄酮能抑制ADP和胶原诱导的家兔血小板聚集；10例健康人服用银杏叶提取物后进行红细胞聚集作用检测，结果表明红细胞聚集降低15.6%，1h后血流速度增加57%，血液黏度降低。静脉注射银杏叶内酯B.25~5mg/kg，可显著减轻麻醉大鼠结扎冠状动脉引起的梗死范围；异银杏叶双黄酮能抑制兔血小板聚集和降低血浆纤维蛋白原含量。

# 第十节　苦参对心血管系统疾病的药理研究

## 一、苦参碱对心血管系统的药理作用

### （一）抗心律失常的药理作用

通过观察苦参碱对低钙诱发豚鼠左心室流出道心律失常的电生理影响，讨论了苦参碱抗心律失常的作用机制：苦参碱延缓了低钙灌流液所导致的左心室流出道心肌细胞50%复极化时间（$APD_{50}$），90%复极化时间（$APD_{90}$）；并使动作电位0相幅值（$APA$），4相自动去极速度（$V_{max}$）缩短，自动放电频率（$RPF$）逐渐变慢，自发放电频率基本恢复正常，可推测苦参碱是通过作用于左心室流出道慢反应自律细胞的ICa–L影响了细胞复极化过程中的$Ca^{2+}$内流，使得4期自动去极化速率减慢，自发放电频率减慢来实现其作用。

研究表明，苦参碱可以降低诱发的自发放电频率的升高，对治疗低镁诱发的心律失常具有显著的作用。

苦参碱对休克血浆致豚鼠心室肌细胞的电生理也有影响，可以明显对抗休克血浆引起的动作电位幅值、超射升高，与其影响细胞内外$Na^+$和$C^+$浓度有关。

这些实验说明苦参碱主要是通过作用于离子通道，从而影响心肌细胞的搏动，同时作用于一些生物活性因子。还有研究表明，苦参碱对静息状态下心肌细胞内钙离子流的影响不明显，主要是通过心肌细胞膜上的L型钙通道影响离子流的，有阻滞细胞内钙离子浓度升高的作用，是一种钙通道阻滞剂。

苦参碱是对多个离子通道均有作用，还是对单纯一个通道有作用，尚需进一步的研究。如果单纯作用于一种通道，有可能会再次引起心律失常，只有将作用机制更加明确，在临床应用才能做到更安全、更有效。

### （二）抗心肌细胞纤维化的药理作用

苦参碱抗心肌细胞纤维化的作用机制之一，是其影响血管紧张素的药理作用。在一定范围内，苦参碱能抑制AngⅡ诱导的人胚肺成纤维细胞增殖和胶原合成，并且呈一定的浓度依赖性，可以发挥有限的抗纤维化作用。

苦参碱可以对抗胰岛素引起的心肌纤维细胞增殖和增加心肌细胞蛋白含量，并且呈剂量依赖性。苦参碱抗离体心肌纤维增殖的作用正被药理研究者所关注。

### （三）抗病毒的药理作用

从细胞水平观察了苦参碱对柯萨奇$B_3$（$CVB_3$）型病毒诱导的心肌细胞凋亡的影响，病毒感染24h后，钙荧光强度与正常对照组相比高3倍，说明病毒感染的心肌细胞中存在钙超载，推测钙超载是$CVB_3$诱导心肌细胞凋亡、引起病毒性心肌炎心肌损害的发病机制之一。而苦参碱可以抑制钙超载，从而抑制心肌损害。

## 二、氧化苦参碱对心血管系统的药理作用

### （一）氧化苦参碱对心血管抗心律失常作用

有研究者从立体作用、轨道作用和电性作用等方面观察，认为氧化苦参碱比苦参碱具有更强的作用，预测氧化苦参碱的药理活性要高于苦参碱。许多实验分别研究了氧化苦参碱对实验性心律失常、离体心房心肌和心肌细胞膜离子通道的影响，结果表明，氧化苦参碱具有负性频率、负性传导，延长心肌ERP，提高DET，影响心肌的AP参数，抑制$Na^+$、$Ca^{2+}$通道的作用。

有学者研究苦参碱对豚鼠心室肌单细胞动作电位和单通道钠电流的影响，还采用通道膜片钳技术，观察了氧化苦参碱对心肌细胞单通道钠电流的作用，发现氧化苦参碱可以缩短单钠通道的开放时间、降低开放频率，而不影响电流幅值，表明氧化苦参碱对心肌动作电位的影响，部分是由于钠通道开放频率降低。据研究表明，氧化苦参碱可以显著提高冠心病心律失常患者的心率变异性，对房性和室性心律失常均有显著疗效，氧化苦参碱组减少室性早搏的效果与普罗帕酮组比较差异无显著性，但是普罗帕酮组减少房性早搏的效果比氧化苦参碱组更明显。

总之，氧化苦参碱可以剂量依赖性地增加心脏的收缩力，同时降低心率的倾向，有正性肌力作用的抗心律失常作用。

### （二）氧化苦参碱对心肌损伤和心肌梗死的保护作用

不同剂量的氧化苦参碱能明显降低感染性休克大鼠血浆中乳酸脱氢酶（LDH）和TNF-α的含量，抑制无氧酵解的进行，使心肌糖原消耗减少，储备增加，乳酸产生减少，浓度下降，纠正细胞酸中毒等，从而改善感染性休克所致的心肌组织结构和超微结构的损伤。急性心肌梗死后血中免疫炎症因子显著升高。氧化苦参碱50mg/kg能明显改善急性心肌梗死所致的心肌组织间水肿炎细胞浸润等病理组织学的改变，还能提高心肌梗死大鼠血清中超氧化物歧化酶、过氧化氢酶、谷胱甘肽过氧化物酶的活性，降低血清中MDA的含量，降低血清中IL-1β、IL-6和TNF-α的水平。氧化苦参碱对心肌梗死的保护作用机制可能与抑制免疫炎症因子分泌和改善氧化应激状态有关。

# 第十一节　叶下珠对心血管系统疾病的药理研究

叶下珠，为大戟科植物（phyllanthus urinaria L），药用全草，别名苦味叶下珠、珍珠草、叶后珠、老鸦珠、细叶珍珠等，具有清热利尿、平肝明目、消积、解毒、止泻的功效。

（1）保肝作用。叶下珠能明显减轻土拨鼠肝炎病毒所致的肝损害，叶下珠及同属的黄珠子草、余柑子、蜜柑宁均能对抗$CCl_4$急慢性肝损害，明显降低ALT、AST水平。从叶下珠的己烷提取物中分离到叶下珠素（phyllanthin）和叶下珠次素（hypophyllanthin）等成分。体外实验表明叶下珠素、叶下珠次素能对抗$CCl_4$半乳糖胺对原代培养肝细胞的损害，烷醇则保护半乳糖胺诱导的肝损害。叶下珠属植物的保肝机理是：①防止脂质过氧化；②阻止细胞内钙升高，保护肝细胞膜的正常流动性和完整性。

（2）抗肿瘤作用。有学者研究发现叶下珠对土拨鼠肝癌的发生有抑制作用，经叶下珠治疗后肝癌发生率由85%下降到20%，两组间有显著性差异。

（3）抗HSV病毒。叶下珠含有入量的水溶性鞣质，如没食子酸类、六羟基二苯酚类，这类成分均有抗HSV活性，能抑制HSV对靶细胞的吸附。从叶下珠分离的去氢诃子酸甲酯和短叶苏木酚酸甲酯具有体外抗单纯疱疹病毒Ⅰ型的作用。

（4）对凝血系统的影响。采用改良的方法评价叶下珠植物水溶性有效部位，水溶性有效部位可能通过抑制血小板 α 颗粒释放的PAI-1活性而降低血浆PAI-1活性的，并因此提高了血浆中tPA的活性；明显缩短优球蛋白溶解时间（ELT）、延迟抗凝血浆的凝固；抑制血小板和中性粒细胞之间的黏附作用。

（5）对不同部位肌肉舒缩作用的影响。叶下珠属植物醇提取物，均能显著抑制乙酸引起的腹肌收缩及痛性刺激引起的子宫收缩。叶下珠乙醇总提取物、P物质及P物质甲酯均能引起豚鼠膀胱收缩。该药醇提取物能引起支气管平滑肌不同程度的收缩。

（6）抗菌作用。叶下珠具有广谱抗菌作用，能抑制金黄色葡萄球菌、溶血性链球菌、弗氏痢跌杆菌、伤寒杆菌、绿脓杆菌，可治疗痢疾、肠炎、结膜炎、泌尿系统感染、肺炎、喉炎。另外，还能抗真菌、抗寄生虫，用于治疗癣病、疥疮。

# 第五章　特殊人群用药药理

人们对药物的认识越来越深入，发现药品的应用不但要考虑患者的年龄、体重及其病情等因素，还要考虑个体的基因差异。本章重点探讨老年人心血管用药药理，肝、肾功能不全者的心血管用药药理，以及妊娠期、哺乳期心血管用药药理。

## 第一节　老年人心血管用药药理

### 一、老年人心血管系统的变化

心血管系统随增龄的老化较为明显，多数心血管系统疾病的发病率随着年龄而升高。该系统的老化及在此基础上诱发的心血管系统疾病，常是老年人死亡的重要原因。

#### （一）老年人心血管系统心脏的变化

老年人心血管系统心脏变化的同时，心脏重量增加，30~90岁期间，每年平均增重1.0~1.5g，左室壁稍有增厚，心包膜下脂肪增多，心内膜增厚；心肌脂褐素沉积，心肌细胞纤维化或淀粉样变性，胶原增加；心内膜胶原、弹性纤维增生，呈弥漫性不均匀增厚，以左心腔较明显；心瓣膜纤维组织增多，瓣叶增厚、变硬，钙沉积，瓣环钙化；传导系统细胞成分减少、纤维组织增生、脂肪浸润。

由于窦房结组织结构的老化，使老年人窦房结功能减退，表现为最大心率和固有心率随增龄而降低，减弱了对心脏其他节律点的控制，因而易发生心律失常。此外，心脏其他传导组织的老化可使冲动传导速度减慢，表现为P-R间期和QRS时间随增龄而轻度延长；由于老年人心肌线粒体老化和心肌ATP酶活性降低，使收缩蛋白合成减少、心脏收缩和舒张时肌浆网释放和摄取钙离子的速度减慢，引起心脏收缩功能降低，每年降低1%；由于老年人心肌肥厚、心肌间质纤维化、淀粉样变、脂肪浸润及心包增厚等变化，使心肌顺应性降低，导致心脏舒张功能受损；而收缩和舒张功能的降低常引起泵血功能减退，表现心搏量、心输出量、心脏指数及射血分数等降低，在应激时容易发生心肌缺血和心力衰竭。

### （二）老年人心血管系统的变化

随着增龄，主动脉和其他大动脉的弹力组织减少，胶原增多，加之钙的沉积，导致动脉壁弹性降低、僵硬、内腔狭窄；外周动脉平滑肌和弹性纤维减少，胶原纤维增生，钙盐沉着及内膜增厚；毛细血管的老化较为明显，表现为单位面积内有功能的毛细血管数减少、毛细血管祥区消失、管腔阻塞等，上述变化可造成机体各组织供氧不足。此外，静脉壁张力和弹性亦降低，因而出现全身静脉压降低。

大动脉弹性储备能力降低，可导致收缩压升高，脉压差增大；外周动脉弹性减弱，可引起各器官局部血流阻力增加，加之老年人心输出量的减少使各器官血流减少，以肝肾血流量减少较明显；毛细血管的老化使毛细血管代谢率下降，而后者又可促进衰老的发生与发展。

### （三）老年人心血管系统血压的变化

由于老年人主动脉弹性储备作用减弱，静息血压随增龄而升高，以收缩压为明显，80~90岁后收缩压稳定，60岁后舒张压有下降趋势，因而老年人常表现为收缩压升高和脉压增大。由于动脉硬化，使主动脉弓和颈动脉窦压力感受器敏感性降低，对突然体位变化的迅速调节作用减弱，故老年人常发生直立性低血压；老年人肾素血管紧张素—醛固酮系统活性降低，导致血管紧张素转换酶抑制剂对老年高血压的疗效不如青壮年。

此外，动脉壁老化的同时，体液营养在动脉壁内渗透流动的功能障碍，血管壁内膜细胞的脂质代谢功能降低，造成脂质在内膜下积贮。由于LDL对血管内皮细胞的损伤，再加上某些刺激因素如高血压、血管紧张素Ⅱ、儿茶酚胺类物质、纤维蛋白等可进一步损伤内皮细胞，使LDL更多地进入血管壁，更有利于脂质对血管壁的浸润，使脂质在动脉内膜下积贮加剧，促使血管平滑肌细胞增生，降低内皮细胞的抗血栓形成作用，如此循环反复，最终促进动脉粥样硬化的发生与发展。在年龄增长的同时，血小板功能也可发生改变，加之血管内皮损伤，引起血液高凝和血管内微血栓形成。

## 二、老年人药动学和药效学的主要特点

### （一）老年人药动学的主要特点

年龄的增长同时，机体对药物的吸收、分布、代谢和排泄的变化可直接影响组织特别是靶器官中药物的浓度及有效药物浓度维持的时间，导致药物疗效的改变或产生不良反应。

1. 老年人药物的吸收

老年人药物吸收的特点是通过主动转运吸收的药物减少，而大部分经被动扩散吸收的药物不变，由于大多数药物均以被动转运形式吸收，因此，老年人对大多数药物的吸收无明显改变。口服给药是最常用的给药途径，口服后药物从胃肠道吸收随血液循环达到靶器官而发挥效应。老年人影响胃肠道对药物吸收的因素主要有以下五个特点：

（1）胃酸分泌减少。老年人胃黏膜萎缩，胃壁细胞功能下降，基础及最大胃酸分泌量减少，胃液pH升高。70岁老年人胃酸分泌量可减少20%~25%，这对药物的溶解和解离有明显的影响，并因此影响药物的吸收。在正常胃酸情况下，弱酸性药物（如巴比妥类、乙酰水杨酸等）在胃内解离度小，吸收良好。当胃酸缺乏致胃液pH增高时，则弱酸性药物在胃内离子化程度增大，在胃中吸收减少。此外，老年人胃液酸度降低还可使胃排空速度减慢，使药物的吸收慢而不完全。

（2）胃肠道运动改变。老年期因胃肌萎缩和胃蠕动减弱，使胃排空速度减慢，药物进入小肠的时间延迟，从而使药物的吸收延缓、到达有效浓度的时间推迟，尤其对于在小肠远端吸收的药物或肠溶片的影响较大。老年人肠蠕动减慢，药物在肠内停留时间延长，使药物吸收增加。但是，有些老年人因便秘而常用泻药，使药物在胃肠道停留的时间缩短而造成药物的吸收减少。老年人由于精神状

态不稳定，容易引起胃肠动力的改变而影响药物的吸收。

（3）胃肠道和肝血流量减少。老年人的胃肠道和肝血流量较正常成年人减少10%~50%。胃肠道血流量减少可使药物的吸收减少，如地高辛、奎尼丁、普鲁卡因胺、氢氯噻嗪等在老年人吸收可能减少；而肝血流量减少，会使普萘洛尔、拉贝洛尔、利多卡因等药物的首过效应减弱，消除速度减慢，血药浓度升高而引起不良反应，故老年人应用这些药物时应相应减量。

（4）胃肠道黏膜的老化。胃肠黏膜结构和功能随年龄的增长而改变，对其参与药物代谢的能力有一定影响。一些主动转运吸收的药物如钙、铁、硫胺、乳糖等，由于肠道黏膜的老化使其吸收率明显下降。

（5）胃肠道内液体量减少。老年人胃肠道内液体量减少，使不易溶解的药物如地高辛、甲苯磺丁脲等的吸收减慢，从而影响药物的疗效。

上述所示，老年人胃酸分泌减少、胃排空速度及肠蠕动减慢、胃肠道血流量减少等许多因素可影响药物的吸收。在被动吸收方面，老年人在单位面积的吸收药量虽有所下降，但因胃肠蠕动减慢、药物在胃肠中停留时间延长，使总的吸收量仍不减少；而在主动吸收方面，由于老年人体内供主动转运所需的酶和糖蛋白等载体分泌减少，使通过主动转运方式吸收的药物（如铁、钙和维生素$B_1$、维生素$B_6$、维生素$B_{12}$、维生素C等）均吸收减少。并且由于老年人胆汁分泌减少，脂溶性维生素吸收不良，再加上肝、肾功能减弱，对维生素D的转化能力下降，故维生素$D_3$的形成减少，肠上皮细胞中运钙蛋白形成也减退，使老年人钙吸收减少，血钙降低，必须动员钙库（骨质）中的钙向血液中补充，因此，易引起骨质疏松。

总之，老年人对被动转运吸收的药物其吸收不变，对主动转运吸收的药物则吸收减少。

2. 老年人体内药物的分布

药物的分布不仅关系药物的蓄积及清除，而且也影响药效和毒性。老年人药物分布的特点是：水溶性药物分布容积减少、脂溶性药物分布容积增大、与血浆蛋白结合率高的药物，其游离型浓度升高且分布容积增大。影响老年人体内药物分布的因素主要有以下四种：

（1）机体组成成分的改变。老年人机体组成成分的改变主要有：①细胞内液减少，使体液总量减少。从20岁至60岁期间，体液总量无论是绝对值或百分比均减少约15%，故水溶性药物（如乙醇、地高辛、西咪替丁等）分布容积减小，血药浓度增加，药理效应亦相应增强甚至产生毒性。②脂肪组织增加，非脂肪组织（骨骼肌、肝、肾、脑）成分却随增龄而减少。从20岁至60岁期间，男性脂肪组织由18%增至36%，女性由26%增至38%，因此脂溶性药物（如吩噻嗪类、利多卡因等）分布容积增大，消除半衰期延长，药理效应持久，且因血药浓度维持时间延长可能引起蓄积中毒。

（2）血浆白蛋白含量减少。老年人肝脏合成白蛋白的功能下降，导致血浆白蛋白含量随年龄增加而降低，60岁时血浆白蛋白含量比20岁时减少约20%。当营养不良或患有慢性病（如肝、肾疾病）时，血浆白蛋白含量下降更为明显，从而使与蛋白结合率高的药物在老年人血中游离型浓度增高，表观分布容积增加，引起药物作用增强，易产生不良反应。因此，老年人在应用蛋白结合率高的药物（如华法林、地西泮、洋地黄毒苷、哌替啶、普萘洛尔、吗啡等）时，剂量应酌减。一般来说，蛋白结合率高的药物在单独应用时只要用量未超过血浆蛋白最大结合量时，血浆蛋白结合率的下降不会引起严重的不良反应，但在联合应用两种血浆蛋白结合率高（超过80%）的药物时，由于不同药物与血浆蛋白结合存在竞争性置换现象，致使血浆蛋白结合率较低的药物游离型浓度明显增高，易引起较严重不良反应，如地西泮血浆蛋白结合率为99%，若被置换出1%，即可使其游离血浓度增加一倍。因此，老年人应用血浆蛋白结合率高且治疗指数小的药物时，应注意监测血药浓度。

（3）药物的代谢。肝脏是药物代谢的主要器官，年龄增长的同时，肝脏也发生多方面的变化。主要包括：①肝脏重量减轻和肝细胞数减少，从20~80岁肝脏重量减轻约35%；②肝血流量减少，30岁以后肝血流量每年减少0.3%~1.5%，在65岁时减少达40%；③肝脏合成蛋白质能力下降，肝微粒体酶活性降低。肝脏的上述衰老变化，一方面，使首过效应显著的药物（如硝酸甘油、吗啡等）生物利用度增加，血药浓度升高；另一方面，可使主要经肝代谢的药物代谢速度减慢，消除半衰期延长，药物的作用和不良反应增加。主要经肝代谢的药物有吲哚美辛、扑热息痛、地高辛、利尿药、华法林、普萘洛尔及氨茶碱等。如老年人服用丙咪嗪后血药浓度明显上升，半衰期延长到40~60h（年轻人为20h），易出现毒生反应；又如老年人异戊巴比妥的肝氧化率仅为12.9%（年轻人约25%）。因此，老年人应用主要经肝代谢的药物时，应减少剂量，通常为青年人用药剂量的1/2~1/3。另外，老年人对巴比妥类、利福平、苯妥英钠，以及饮酒、吸烟引起的肝药酶诱导反应减弱，由于肝药酶诱导是产生耐受性的原因之一，故老年人对许多药物较少产生耐受性。但老年人非微粒体酶活性并不降低，如乙醚的醇脱氢酶、普鲁卡因胺的乙酰化酶等，因此，老年人对这些药物的代谢并不减慢。老年人肝脏代谢药物的能力下降不能由一般肝功能所预测，往往肝功能正常并不能提示肝脏代谢药物的能力正常。

（4）药物的排泄。肾脏是大多数药物排泄的主要器官，由于老年人肾小球数目减少（比年轻人减少30%~50%）、肾小球动脉硬化（为年轻人的10倍）及肾血流量减少（仅为年轻人的40%~50%），使肾小球滤过率比年轻人下降约35%、肾小管的分泌和重吸收功能比年轻人下降约40%，因而老年人肾脏对药物的排泄能力下降，药物半衰期延长，清除率降低。因此，老年人使用主要通过肾脏排泄的药物易在体内蓄积而造成中毒，如地高辛、磺酰脲类降糖药、普鲁卡因胺、甲氰咪胍等，故老年人使用这些药物均应适当减量和延长给药间隔时间。剂量的调整应根据肌酐清除率，因老年人肌肉萎缩，内源性肌酐产生减少，即使肌酐清除率降低而血清肌酐却仍在正常范围，因此对老年人不能以血清肌酐浓度作为衡量肾功能的指标。老年人如有失水、低血压、心衰或其他病变时，能进一步损害肾功能，用药时尤应谨慎，最好监测血药浓度。

### （二）老年人心血管系统变化对药效学的主要影响

在衰老过程中，老年人心血管系统在结构和功能方面均产生明显的改变：窦房结功能减退、冲动传导减慢；由于心肌线粒体老化使收缩蛋白合成减少、心肌ATP酶活性降低以及心肌细胞肌浆网释放和摄取钙离子的速度减慢，导致心脏收缩功能降低；由于心肌纤维化和淀粉样变等退行性变化，使心肌顺应性降低，心脏舒张功能减退；血管增厚、血管阻力增高，动脉血压升高，循环时间延长，各器官供血明显减少；毛细血管弹性降低、脆性增加；老年人 α 和 β 肾上腺素受体功能降低、腺苷酸环化酶活性降低、肾素—血管紧张素—醛固酮系统活性降低等，上述变化均可直接或间接影响老年人心血管系统对药物的敏感性。

由于老年人心脏传导系统功能及心脏收缩与舒张功能均减退，肝、肾对药物的清除能力降低，且多合并冠状动脉疾病或心肌缺血缺氧，因此，老年人对强心苷类的正性肌力作用的敏感性降低，而对其毒性反应的敏感性增高，表现其疗效减弱，并易发生中毒。窦房结的退行性变化可使老年人对抗心律失常药（如奎尼丁、胺碘酮等）的敏感性增加，易引起窦性停搏甚至阿—斯综合征，对此必须有所准备。因老年人心血管系统功能的改变及其血压调节能力障碍，故老年人对降压药、利尿药的敏感性增高，药理作用增强，并且老年人在应用降压药、利尿药、β肾上腺素受体阻断药、普鲁卡因胺等药物时易发生直立性低血压。

老年人β肾上腺素受体数目和亲和力下降，致使老年人对β肾上腺素受体激动药和阻断药的反应性均降低。但对α-受体阻断药的敏感性增高，给予血管扩张药、利尿药等易引起直立性低血压，而使用升压药物有血管破裂的危险。

另外，老年人血管的退行性病变和肝脏合成凝血因子的能力减退，导致止血反应减弱，而对抗凝血药（如肝素和口服抗凝血药）非常敏感，一般治疗剂量即可引起持久的凝血障碍，并有自发性内出血的危险；但老年人往往血流缓慢，血液黏稠度增加，易发生血栓性疾病。由于老年人对胰岛素和葡萄糖耐受力下降，而大脑对低血糖反应的敏感性增高，因而使用胰岛素等降血糖药时易发生低血糖反应，若不及时纠正则可引起永久性损害，须特别注意。

# 第二节　肝、肾功能不全者的心血管用药药理

药物在机体内的作用持续时间与作用强度，很大程度上取决于药物被机体清除的速率。机体主要通过生物转化和排泄的方式将药物清除。肝脏是药物代谢的主要器官，肾脏是药物排泄的主要器官。因此，肝、肾功能障碍时，药物的体内过程随之发生变化，容易出现毒性反应。如何对肝、肾功能障碍病人实施合理用药，达到满意的疗效而避免不良反应，是临床治疗中的重要问题。

## 一、肝功能障碍与临床用药药理

### （一）肝脏疾病对药动学的主要影响

药物进入全身循环后，其作用取决于药物的总清除率（total clearance，$Cl_t$），总清除率是肝清除率（hepatic clearance，$Cl_h$）和肾清除率（renal clearance，$Cl_r$）之和。肝清除率是指单位时间内有多少毫升血浆中所含的药物被肝脏清除（包括与肝组织结合、被肝脏代谢及经胆汁排泄）。肝脏疾病可引起肝清除率、肝血流量及药物血浆蛋白结合的改变，从而影响药物的药物代谢动力学。

1. 肝清除率下降的影响

肝脏疾病引起肝血流量减少或肝药酶活性降低，使药物的肝清除率减少，药物在体内蓄积。严重肝病时某些药物的首关效应降低，生物利用度增加，药效增强。一般急性肝病主要影响肝药酶的活性，而慢性肝病可能对肝血流及肝药酶活性均产生影响。如钙阻滞剂非洛地平、硝苯地平、尼莫地平等在肝硬化患者的清除率明显减少，$t_{1/2}$显著延长。故肝硬化患者口服这些药物时剂量为正常剂量的20%~50%。

急性病毒性肝炎时，主要病变是肝细胞功能，但肝药物代谢能力仍保持完整；中、轻度肝硬化导致肝血流量下降及门腔静脉分流，使肝药物代谢能力轻度下降；重度肝硬化，使肝药物代谢能力明显下降。

估测肝代谢能力的指标有助于掌握临床用药剂量。但肝功能障碍时没有可以作为估测肝功能简单指标。以往曾采用血清蛋白下降、胆红素增高、凝血酶原时间延长等作为肝功能的下降的指标，但这些指标都较粗糙。最近几年采用吲哚菁绿（indocyanine green）的清除率作为肝功能的指标，或以药物安替比林的肝提取率（extraction ratio，E）变化反映$Cl_h$的变化（该药的E值仅为2%，且极少与血浆蛋白结合）。这些新的指标虽具有一定临床意义，但仍未被肯定。

2. 血浆蛋白结合率降低的影响

急性病毒性肝炎或严重慢性肝病时常伴有蛋白质合成下降，而导致药物血浆蛋白结合率降低，血浆游离型药物的浓度升高。这与肝病时血浆白蛋白及α1酸性糖蛋白合成降低、血浆蛋白结合部位减少或内源性抑制物蓄积有关。为确保肝病时用药安全，肝硬化患者应从小剂量开始用药，并随时观察临床反应以及时调整剂量及给药间隔，必要时可进行血药浓度监测。

慢性肝疾病时，尤其在肝硬化时，胆囊的功能发生损害，这将使药物经胆汁排泄受损。原因可能是肝功能障碍时肝药物代谢功能降低，造成肝细胞摄取药物能力下降，药物从肝细胞到胆汁的主动转运过程发生障碍等。例如地高辛、螺内酯等在肝功能障碍时可因上述各种原因致经胆汁排泄量减少。

充血性心力衰竭时由于肠黏膜水肿、瘀血及胃排空速度减慢，使药物在胃肠道的吸收减少。如心力衰竭时，地高辛、呋塞米、氢氯噻嗪等药物的吸收速度减慢。充血性心力衰竭还可引起肝、肾等器官血流灌注减少及肝药酶活性降低，使体内药物消除速率降低，血药浓度显著升高。如心力衰竭时利多卡因的消除速率降低约50%，导致利多卡因及代谢产物在体内蓄积，易出现心脏抑制、中枢兴奋等不良反应。

### （二）肝脏疾病对药效学的主要影响

肝病时，药效学也发生改变，典型的例子是病人的中枢神经系统对强镇痛药、抗焦虑药和镇静催眠药的敏感性增加，而对利尿药的反应性降低。肝病时药效学发生变化的机制可能涉及以下两个方面：

（1）药物到达作用部位发生变化。肝硬化时多数药物的血浆蛋白结合率降低，游离型药物的血浆浓度升高，使药物易于分布到作用部位而增强疗效。

（2）受体敏感性的改变。肝硬化时脑对苯二氮革类药物的敏感性增强，其原因是γ-氨基丁酸受体与苯二氮革受体结合部位的数目增多所致。

肝硬化时对利尿药呋塞米、氨苯蝶啶和布美他尼的反应下降，其原因不是肾小管对药物的敏感性改变，而是肾单位数目减少和每个肾单位最大反应性降低。然而，利尿剂托拉塞米在肝硬化时其血浆蛋白结合率降低，肾小管分泌此药增多，导致尿量增多，从而补偿了由于受体反应性降低所致的托拉塞米敏感性下降，因此表面看肝硬化病人与健康个体对托拉塞米的反应无差别。肝病时，机体对口服抗凝药的敏感性增高，原因在于肝病时依赖于维生素K的凝血因子Ⅱ、Ⅶ、Ⅸ、Ⅹ合成降低，因此病人服用抗凝药后，药物作用增强。

### （三）肝功能障碍时给药方案的安排

肝功能障碍病人用药时，至少要考虑三个问题：第一，药动学有改变；第二，药物可改变肝脏的功能状态；第三，药效学有改变。

　　肝功能障碍时给药方案的调整较复杂，并不类似于肾功能障碍时可根据肌酐清除率的改变来调整给药。目前，肝功能障碍的病人用药原则，主要依据用药利弊并结合用药经验及血药浓度监测来调整给药。用药时，应慎用有肝损害作用的药物和经肝代谢且不良反应多的药物，禁用或慎用会导致病人代谢状态恶化的药物。

　　用药剂量的调整，一般应从低剂量开始逐渐增量，并密切监测血药浓度，严密观察药物效应，直至达到最满意的疗效而不良反应最小。通常对于肝功能障碍的病人给药，要做首剂调整，口服情况下，高提取率的药物剂量调整为常用量的10%~50%；低提取率的药物剂量调整为常用量的50%；肠外给药时首剂调整为常用量的50%；若病人伴有黄疸、低白蛋白血症、腹水等，则首剂为常用量的25%。

## 二、肾功能障碍与临床用药分析

### （一）肾脏疾病时对药动学的主要影响

　　肾脏是药物及代谢产物排泄的重要器官。肾脏疾病可引起肾小球滤过率及肾血流量、肾小管分泌及肾小管重吸收等的改变，从而影响药物的药物代谢动力学。肾脏疾病可使药物吸收减少、生物利用度降低，这与肾脏疾病时胃排空时间延长、胃内容物pH升高及伴发的肠水肿有关。肾脏疾病亦可损坏肾脏及肝脏代谢药物的功能，但肾功能不全影响肝脏药物代谢的机制目前尚不清楚。

　　肾脏疾病对药物排泄的影响尤为明显，表现为主要经肾排泄的药物消除变慢，消除半衰期延长，导致药物或其活性代谢产物在体内蓄积，药物作用增强甚至出现毒性反应。其原因为：肾功能不全时肾小球滤过减少；肾小管分泌减少；肾小管重吸收增加；肾血流量减少。

　　肾脏疾病时由于活性代谢产物在体内蓄积，有时还可能出现明显的毒性反应，甚至不可预测的药物作用。如哌替啶的代谢产物去甲哌替啶的镇痛作用较弱，却有致惊厥活性，肾衰竭时去甲哌替啶在体内蓄积，易致激动、震颤、抽搐等不良反应。

### （二）肾脏疾病的给药方案安排

　　对肾衰竭的患者可按其肾功能（肌酐清除率）或药物在患者体内的消除半衰

期制订个体化的给药方案或调整用药方案。常用的调整方案有两种：第一，减少给药剂量而给药间隔时间不变；第二，延长给药间隔时间而剂量不变。无论哪种方法均需首先求算剂量调整系数（dosage adjustment coefficients），即肾脏排出给药剂量的百分数（或分数），其数值可由下式求算：

剂量调整系数=1−$F$（1−$Cl_{cr}$/100）

式中$Cl_{cr}$，为患者的肌酐清除率，$F$为肾功能正常时由肾排出给药剂量的百分数（或分数）。

1. 减少剂量与给药间隔时间不变

剂量$_{肾衰竭}$=正常人剂量×剂量调整系数

=正常人剂量×[1−$F$（1−$Cl_{cr}$/100）]

例如，正常人服用庆大霉素为每8h用80mg，该药正常。肾排出的剂量百分数为90%，肾功能低下患者的肌酐清除率为40mL/min，若给药间隔时间不变，则剂量应调整为36.8mg。此方法尤其适用于地高辛、抗心律失常药等治疗指数低的药物，以避免毒性反应的发生。例如，地高辛，$F$=0.75，病人的$Cl_{cr}$为60mL/min，若按肾功能正常者日口服剂量为0.25mg计，按照上式计算剂量调整系数为0.7，因此肾功能衰竭病人地高辛剂量应调整为0.175mg。

2. 延长给药间隔与剂量不变

给药间隔时间$_{肾衰竭}$=正常人的给药间隔时间/剂量调整系数

=正常人的给药间隔时间/[1−$F$（1−$Cl_{cr}$/100）]

例如，上例肾功能低下患者若给药剂量不变，则给药间隔时间应调整为17.4h。此方法尤其适用于杀菌性抗生素。

# 第三节 妊娠期、哺乳期心血管用药药理

## 一、妊娠期心血管药物代谢动力学

### （一）胎盘的药物代谢动力学分析

1. 胎盘的药物转运分析

胎儿经胎盘从母体吸收和排泄药物。胎盘屏障具有一般生物膜的特征。胎盘的药物转运方式除了主动转运、易化扩散、胞饮作用之外，绝大多数的药物通过单纯扩散（又称脂溶扩散）的转运方式通过胎盘。药物在胎盘的转运速度受多种因素的影响，如药物的浓度、脂溶性、解离度、分子量、血浆蛋白结合率等，还与胎盘的血流量、胎盘的结构和功能，以及药物在孕妇体内的分布特点有关。

当血药浓度在母体侧高于胎儿侧时，药物向胎血方向扩散；反之由于药物的消除，血药浓度在母体侧低于胎儿侧时，或由于胎儿器官的代谢作用使药物的代谢产物在胎儿体内高于母体时，则药物或代谢产物向母体血扩散。脂溶性高的药物或代谢产物，容易通过胎盘屏障扩散，如各种甾体激素。脂溶性低的药物或代谢产物，不容易通过胎盘屏障扩散，如肝素。弱酸弱碱类药物在体液中的解离度影响胎盘转运，解离度大的药物如琥珀胆碱、筒箭毒碱等几乎完全不能通过胎盘。分子量为250~500的药物易通过胎盘；分子量700~1000的多肽及蛋白质通过胎盘较慢；分子量大于1000的药物很少通过胎盘。

药物通过胎盘后在胎儿体内的浓度一般可达母体血药浓度的40%~100%。但地西泮在胎儿体内的血药浓度可超过母体，这可能与该药在母血与胎血中血浆蛋白结合率不同有关。一般情况药物与血浆蛋白结合后，分子量大不易通过胎盘，如甲氧西林和双氯西林与血浆蛋白结合率分别为40%和90%，前者更易通过胎盘屏障。

胎盘血流量对药物经胎盘的转运有明显的影响。合并先兆子痫、糖尿病等全

身性疾病的孕妇，胎盘可能发生病理组织变化，使胎盘的转运及渗透减少。子宫收缩、孕妇体位不当、麻醉、脐带受压迫，可引起胎盘血流量改变，使胎盘转运功能受到不同程度的影响，转运速度减慢。

2. 胎盘对药物的生物转化分析

药物在胎盘中的代谢不及胎儿的肝脏，与母体比较仅占次要地位。胎盘有众多的酶系，具有生物合成和代谢药物的功能。有些药物通过胎盘的生物转化活性降低，有些药物则活性增加。经研究证实，氢化可的松、泼尼松、皮质醇通过胎盘转化失活为11-酮衍生物，而地塞米松通过胎盘时不经代谢直接进入胎儿体内。

因此，治疗孕妇疾病，可用泼尼松，治疗胎儿疾病，宜选用地塞米松。胎盘中含有的混合功能氧化酶，它同肝药酶一样可被含有多环的芳香烃类化合物所诱导，吸烟孕妇胎盘中这类酶的活性比不吸烟孕妇胎盘中酶的活性要高。

## （二）胎儿的药物代谢动力学分析

胎盘屏障不能完全保护胎儿免受药物的影响，大多数药物可经胎盘进入胎儿体内，而且相当多的药物经代谢可形成有害物质，而致胚胎死亡或致畸。在胎儿发育的不同阶段，各组织器官发育由不成熟逐渐趋向成熟，其药代动力学特征也与成人不同。

（1）药物的吸收。多数药物可经过胎盘屏障，进入胎儿血循环中。部分药物可经羊膜进入羊水中，羊水中蛋白极少，故药物大多呈游离型。游离型的药物可经胎儿皮肤吸收，从妊娠12个月后，羊水中的药物也可被胎儿吞饮，进入胎儿胃肠道被吸收，从胎儿尿中排出的药物，又可部分被胎儿吞饮羊水重新入胎儿血循环，形成羊水肠道循环。药物通过胎盘到胎儿体内发生药物反应一般较母体晚，且药物浓度也较低。

（2）药物分布。胎儿肝、脑等器官相对较大，血流量多，因药物进入脐静脉后，约有60%~80%血流进入肝脏，也因胎儿的血脑屏障较差，故肝、脑内药物分布较多。在胎儿血循环中，富含氧、营养物质和药物的脐静脉血，经门脉与下腔静脉进入右心是主要通道。另有部分脐静脉血由静脉导管直接进入下腔静脉达右心房，减少了药物在肝内的代谢，使直接进入心脏、胎儿血循环和中枢神经系统的药物浓度增加，这一点对母体快速静脉给药时应予足够重视。胎儿血浆蛋白与药物的结合力明显低于母体血浆蛋白，故进入组织中的游离型药物增多。胎儿体内脂肪组织较少，这将影响某些亲脂性药物在脂肪组织的分布，如硫喷妥钠。

（3）药物代谢。胎儿肝中酶种类缺乏，主要含有催化氧化、还原、水解过程的酶类，但缺乏催化Ⅱ相反应的酶，特别是葡萄糖醛酸转移酶，故对药物代谢能力有限。因此，药物的血浆半衰期长于母体，某些药物的血药浓度高于母体。有报道，孕妇用巴比妥类、镁盐、维生素B或维生素C后，胎儿体内药物浓度高出母体一倍至数倍。多数药物经胎儿肝代谢后其活性下降，极性增加。

（4）药物排泄。妊娠11~14周开始胎儿肾虽已有排泄能力，但因肾小球滤过率低及降解产物排泄缓慢，尤其极性和水溶性大的代谢物难以通过胎盘向母体转运，致使代谢物在胎儿体内蓄积，从而影响胎儿的正常生长、发育。

（5）胎儿治疗学。胎儿治疗学是围生期治疗的新课题，是指孕妇用药的目的是为了胎儿健康的需要。临床已开展的胎儿治疗学主要有：对估计要早产的孕妇，妊娠期用肾上腺皮质激素促使胎儿肺部成熟，防止肺玻璃样变；也可通过孕妇用药治疗胎儿心律失常，或胎儿宫内发育迟缓。但在选择药物时，应注意选用不经胎盘代谢能有效地在胎儿体内发挥作用的药物，如在选用肾上腺皮质激素时，应选用地塞米松而不是泼尼松。

### （三）药物对胎儿不良影响

孕妇患病应用药物治疗间接地有利于胎儿的生长、发育，但有些药物对胎儿可能产生不利影响。因此，妊娠期合理、安全用药是一个必须重视的问题。母体用药对胎儿和新生儿的影响，除了与药物本身的性质、剂量、用药方法等有关外，还与胎儿和新生儿不同的发育阶段有关。

1. 药物对胎儿的不良反应

（1）致畸的相对不敏感期。受精卵着床于子宫内膜前称着床前期（妊娠后前两周）。此期细胞尚未进行分化，受到药物损害严重时，可造成胚胎死亡而终止妊娠，如受到轻度损害，仍可被其他未损害的细胞补偿，胚胎可继续正常发育而较少出现胚胎结构的畸形，故也将此期称为致畸的相对不敏感期。

（2）致畸的敏感期。妊娠后3周左右，胚胎头尾部开始分体节，体节是骨骼和肌肉的前身，大约妊娠30天时出现肢芽，到60天肢芽伸长，颜面、心、肝、消化道和生殖器等器官开始形成发育，人的胚胎各器官形成大约起始于妊娠后第3周，迅速发育直到3个月是最活跃时期，因此在此期孕妇用药，极易干扰胚胎组织细胞的正常分化。胚胎形成的各个过程随着前一过程进行的，而且许多组织或器官的发育都是同时进行的，因此，任何一群细胞受到药物等致畸原的干扰，均可出现与胚胎其他部分不相适应的时期，如果胚胎继续发育即可引起某一组织或器官产生畸形。因此，药物等致畸原的致畸作用往往发生在妊娠头3个月，是致畸的敏感期。

（3）胎儿形成期。形成期指妊娠3个月至足月。此期胚胎的大多数器官已基本形成，主要的发育活动是组织器官的进一步分化，对药物等致畸原的敏感性逐渐降低，但可因致畸原的作用表现为生长迟缓或某些特异性生理功能缺陷等。而对有些尚未分化完全的器官如生殖系统仍可受到影响。而神经系统在整个妊娠期甚至产后尚须继续分化，因此，药物的不良影响可以延续存在。此外，有些药物对胎儿致畸作用不表现在新生儿时期，而是在若干年后才显示出来，如己烯雌酚致生殖道畸形或阴道腺癌，直至青春期才表现出来。

2. 影响胎儿生长、发育的药物

对药物影响胎儿生长、发育的评定从动物实验资料和临床试验资料并不完全相符，而在流行病学调查中也存在许多不确定因素。

（1）药物对胎儿危害的分类。

药物影响妊娠期间胎儿发育的危险程度不同，将用于妊娠期的药物分为A、B、C、D和X五类：A类。妊娠早期应用，经临床对照观察未发现药物对胎儿有损害，其危险性相对较低，但必须坚持没有充分适应证绝不用药的原则。B类。动物实验未证实有致畸作用，但尚缺乏临床对照观察资料，或在动物实验中观察到对胎儿有损害，但临床对照观察未能证实。许多临床常用药均属此类。C类。动物实验中观察到胎儿畸形或其他胚胎发育异常，但缺乏临床对照观察资料；或动物实验和临床资料皆缺乏。D类。临床观察资料显示药物对胎儿有一定损害，但孕妇有严重疾病又必须用药，而且无其他替代药，此时可权衡药物危害性和临床适应证做出决定。X类。动物实验资料和临床观察资料均显示，本类药物对胎儿有严重的致畸作用，属于妊娠期妇女禁用的药物。

根据上述分类标准，临床应用的药物中，仅有1%属于A类，19%为B类，C

类为66%，D类和X类均占7%。

（2）对胎儿有害的药物。

由于多数药物的特点尚未最后阐明，各类药物对胎儿的生长、发育有无损害、能否致畸等都有待于研究。以下将临床已经证明对胎儿生长、发育有损害作用的药物叙述如下九个方面：

1）强心苷及抗心律失常药物。地高辛、乙酰洋地黄毒苷、洋地黄、去乙酰毛花苷及毛花丙苷等强心苷类为B类药。利多卡因为B类药，奎宁丁、美西律、普鲁卡因胺及维拉帕米为C类药。

2）降压药。卡托普利、可乐定、甲基多巴、米诺地尔、拉贝洛尔等为C类药，肼苯达嗪为B类药。

3）抗心绞痛药。亚硝酸异戊酯、硝酸甘油、二硝酸异山梨醇、潘生丁等为C类药。

4）利尿药。乙酰唑胺、甘露醇为C类药。氯噻嗪类、利尿酸、螺内酯、甘油等为D类药。

5）苯妥英钠与巴比妥类。苯妥英钠是临床常用的抗癫痫药和抗惊厥药。而癫痫又是育龄妇女的常见病，据统计，大约每200名妊娠妇女中就有一名癫痫患者，约50%的癫痫患者妊娠后发作频率与妊娠前相同，而40%患者妊娠后癫痫发作频率增加。因此，抗癫痫药是妇女妊娠期常用药。

6）香豆素类衍生物。妊娠头3个月每天应用2.5~15mg香豆素类衍生物可致"胎儿华法林综合征（fetal warfarin syndrome，FWS）"，表现为：严重鼻发育不全（鼻过小并且上翘、鼻扁平并凹陷于面部、鼻孔窄小等）、骨骼发育异常、视神经萎缩、小头畸形、眼畸形、耳畸形、智力低下等。患儿鼻的外观和功能可随年龄的增长而改善，一般只会表现鼻子过小，且上翘。妊娠中后期使用香豆素类衍生物，主要造成中枢神经系统畸形，表现为：小脑萎缩、脑积水、小头畸形、脊柱侧凸、脊柱中段发育不全、眼萎缩、先天性心脏畸形、肺部畸形、肾畸形、先天性失明、先天性耳聋等，也可引起母体及胎儿出血和死胎。孕妇产前服用此类药物，可致新生儿或胎儿内出血和分娩流血过多。因此，妊娠期需要抗凝药物时不宜使用本类药物，最好选用肝素。育龄妇女使用香豆素类抗凝药时，最好先进行妊娠试验，以排除妊娠的可能性。在妊娠期用药的分类中属于X类。

7）氯磺丙脲、甲苯磺丁脲。妊娠期间使用氯磺丙脲可引起新生儿手指畸形、低位小肠狭窄或坏死、前耳凹陷、小头畸形、痉挛性四肢瘫痪等；使用甲苯磺丁脲可使新生儿出现外耳缺陷、外耳道管闭锁、消化道、心脏和肾脏畸形、足畸形等。多数专家建议对单独用饮食控制无效的妊娠糖尿病或怀孕期的1型、2型糖尿病患者，在医生指导下使用胰岛素治疗控制母体的血糖水平，以防止胎儿或新生儿糖尿病的并发症。在妊娠期用药的分类中属于D类。

8）酒精。慢性酒精成瘾妇女的后代中，约30%有轻微或严重的先天畸形发生，并表现出剂量依赖性。重度酒精成瘾妇女的后代先天畸形发生率可达50%以上。酒精引起畸形的主要表现为：胎儿或产后婴儿发育缓慢；中枢神经系统缺陷表现为小头畸形、出生后智力发育缓慢、动作协调能力低等；颅面缺陷表现颌骨发育不全、唇裂或腭裂等，这些畸形表现被称为胎儿酒精综合征。酒精属于妊娠期用药的D类，如长期大量饮用时则属于X类。

9）吸烟。孕妇在妊娠期间大量吸烟可使前置胎盘、胎盘过早剥离现象和新生儿心脏先天性畸形发生率增加。致畸原因可能是吸烟过程中产生大量的一氧化碳与氧气竞争血红蛋白结合点，致使红细胞不能携带氧气而导致胎儿缺氧。另外动物实验已证明，尼古丁可使子宫血流量减少40%，动物怀孕期缩短，子代体重减轻、中枢神经损害等现象发生。

（3）妊娠期用药的原则。

对孕妇疾病单用药有效地应避免联合用药；有疗效肯定的老药应避免用尚未确定对胎儿是否有不良影响的新药；对孕妇疾病小剂量有效地应避免大剂量用药；妊娠头三个月应避免使用D类、X类药物。

## 二、哺乳期临床合理用药药理

母乳对婴儿是一种成分全面、比例合理的理想营养品，且含有多种免疫物质，因此，母乳喂养不但有利于婴儿的生长、发育，还能增强婴儿抵御病原微生物侵袭的能力，同时能增进母子之间的感情。母乳喂养婴儿的优点很多，因此，越来越多的哺乳期妇女乐于用自己的乳汁喂养婴儿。哺乳期妇女用药对婴儿产生不良影响受到人们的广泛关注。

几乎所有的药物都可通过乳汁分泌，其中部分药物可被乳腺导管重吸收，乳汁中药物含量一般不超过母体摄入量的1%~2%。影响药物从乳汁中排泄的因素主要有以下四个方面：

（1）药物分子量。分子量越小越易转运，如分子量小于200的药物在母体血浆和乳汁中浓度相近。分子量大于600的药物不宜进入乳汁中，如肝素（分子量3万）、胰岛素（分子量6000）等不会进入乳汁中。

（2）药物的脂溶性与血浆蛋白结合率。乳汁中脂肪含量高于血浆，因此，脂溶性高的药物易于转运到乳汁中，并在乳汁中形成较高浓度。作用于中枢神经系统的药物多具有较高脂溶性，容易转运至乳汁中。在母体内高血浆蛋白结合率的药物转运至乳汁中的量很少。因此，哺乳期妇女接受药物治疗是，选择高蛋白结合率的药物，能够减少药物进入乳汁的量。

（3）药物的解离度。血浆的pH为7.4，乳汁的pH为7.1。因此，碱性药物（如红霉素）在母体血中较难解离，脂溶性高，易于转运到乳汁中，而弱酸性药物（如青霉素）较易解离，不易转运至乳汁中。

（4）乳。血药浓度比（Milk：Plasma ratio，M：P）：药物在乳汁和血浆中浓度比值可以反映药物向乳汁中转运的量。M：P比值大于1，则表明较多药物运入乳汁；M：P比值小于1，表明仅有少量药物运入乳汁。

**（一）哺乳期新生儿的药物代谢动力学分析**

1. 哺乳期新生儿药物的吸收

（1）经胃肠道给药。

药物在胃肠道吸收、生物利用度主要受药物的理化性质（药物的剂型、分子量及脂溶性大小等）、胃肠道pH、吸收面积、胃排空时间、肠道寄生菌丛及疾病状态等的影响。

新生儿胃酸过低或缺乏，刚出生的新生儿由于胃中有碱性羊水，胃液pH 6~8，出生几小时后迅速降至pH 1~3，10天左右又逐渐回升到中性，呈无酸状态。随后胃酸分泌增加，胃液pH逐渐下降，直至2~3岁才达到成年人的水平。

新生儿胃蠕动无规律，胃排空时间延长，药物进入肠道延后，因此达峰时间延长，但由于肠蠕动较慢，药物吸收时间延长，因此，药物的生物利用度增加。对酸不稳定的药物如青霉素G、氨苄西林等，可因胃酸pH高而破坏减少、肠壁薄、通透性高、胃排空时间延长，生物利用度增加，血药浓度比成年人高；弱碱性药物如氨茶碱、奎尼丁等在胃内解离度降低，亲脂性增强，易于转运。因此，在胃内吸收较好；但弱酸性药物如阿司匹林、苯巴比妥、磺胺类等在相对偏碱的pH时解离状态的药物增多，不利于药物的吸收，生物利用度降低。

（2）胃肠道外给药。

皮下或肌内注射吸收速度取决于局部组织血流量、肌肉大小和药物特性。新生儿及婴儿肌肉组织尚未充分发育，血流少，活动弱。因此，药物吸收比较缓慢。新生儿皮下脂肪少，注射容量有限，增加药物容量或浓度均可能损害邻近组织，且吸收不良。因此有人认为，新生儿不适宜采用皮下注射的给药途径。但较大的新生儿，循环良好，局部血流丰富，可用肌内注射，但也不宜较大剂量多次注射。

静脉给药。当新生儿口服药物生物利用度过低时，常选用静脉注射给药。药物可直接进入血液循环并迅速分布到作用部位发挥治疗作用，静脉注射给药是危重病人的可靠给药途径，尤其是需要监护的新生儿，在复苏过程中短期内常将多种药物直接注入静脉。然而，静脉注射高渗的药物可引起高渗血症的危险。动物实验和临床观察均表明，高渗血症可引起颅内出血和坏死性肠炎；药物直接注入门静脉或脐静脉可致严重的肝坏死；某些刺激性药物可引起血栓性静脉炎。10%葡萄糖溶液是新生儿常用的基本溶液，因新生儿对糖利用率低，因此过快或持续久滴此液，可引起医源性高血糖。另外，临床上常习惯用10%葡萄糖液稀释碳酸氢钠或其他高渗药物，进行静脉注射或快速静脉滴注，但10%葡萄糖液并不能有效降低所注药物的渗透压，因此这种习惯用法对新生儿或早产儿是不利的。

皮肤黏膜给药。新生儿、婴儿的皮肤嫩，角化层薄，药物易通过。新生儿、婴儿体表面积与体重之比较成年人大，约为成人的两倍。因此，新生儿、婴儿经皮肤给药较成年人吸收快而强。

2. 哺乳期新生儿药物的分布

根据新生儿的特点，药物分布主要受下列四个方面因素的影响：

（1）体液和细胞外液容量大。新生儿总体液占体重的80%，其中细胞内液占35%，细胞外液占45%，即新生儿细胞外液与体重之比为成人的两倍。由于体液量大，使水溶性药物分布容积增大，其结果是：血中药物峰浓度降低，药物最大效应减弱；使药物代谢和排泄减慢，延长药物作用维持时间。另外，由于细胞内液在新生儿相对较少，药物在细胞内浓度比成人高。这种特点可使水溶性药物能较快地运送到靶细胞。当新生儿处于水肿或失水状态时，由于此时细胞外液容量发生了改变，水溶性药物的血药浓度将下降或升高。

（2）脂肪含量低。足月儿体脂含量为12%，早产儿仅为3%，出生后皮下之组织相对量逐渐增加，直至青春期。体脂含量的多少可影响脂溶性药物的分布与再分布。脂肪含量少，脂溶性药物分布容积小，使血中游离性药物浓度升高，这是新生儿易出现药物中毒的原因之一。脑组织富含脂质，新生儿脑占身体比例较成年人大得多，而且血脑屏障发育不完善，使之溶性药物易分布入脑，这是新生儿易出现神经系统反应的重要原因之一。

（3）血浆蛋白结合率低。药物吸收进入血循环后即与血浆蛋白发生可逆性的结合，暂时失去药理活性，只有游离型的药物才能发挥药理作用。新生儿与血浆蛋白结合率低，其原因有血浆蛋白水平较成人低，血浆蛋白与药物的亲和力低及病理状态等因素。疾病因素如慢性严重营养不良、严重肝病等可使蛋白合成不足；肾病综合征导致蛋白流失；慢性肾功不全可因弱酸性物质在体内蓄积使其pH较低，从而影响药物与白蛋白的结合。这些因素都导致药物与蛋白结合率降低，使游离型药物血药浓度升高，易引起药物的不良反应，如与血清蛋白结合的口服抗凝血药、利尿药、水杨酸类、保泰松、吲哚美辛等弱酸弱碱；与 $\alpha 1$ 酸性糖蛋白和脂蛋白结合的亲脂性药物有奎尼丁、普萘洛尔、阿替洛尔等。

（4）血脑屏障发育不完善。新生儿尤其早产儿血脑屏障发育不健全，多种物质容易穿过血脑屏障，进入脑组织，造成脑内药物浓度高。

3. 哺乳期新生儿药物的代谢

肝脏是药物代谢的主要场所，代谢速度取决于肝大小和酶系统代谢能力。新生儿肝相对较大，约占体重的4%（成人为2%），但由于其肝细胞酶系统发育尚未成熟，因此，药物代谢缓慢，血浆半衰期明显延长。

（1）Ⅰ相反应酶活性低。Ⅰ相反应包括氧化、还原、水解及羟化反应，药物经Ⅰ相反应后使水溶性增加，有利于药物排出体外。催化Ⅰ相反应的主要酶是细胞色素P450酶系（亦称肝药酶）。新生儿该酶活性较低，使水杨酸类、强心苷等药物的氧化或结合反应延缓。

（2）葡萄糖醛酸转移酶活性低。Ⅱ相反应主要是结合反应，药物通过与内源性的葡萄糖醛酸、硫酸、乙酸和甘氨酸结合，增加水溶性，便于清除药物。其中以与葡萄糖醛酸结合为主要途径。然而，新生儿葡萄糖醛酸转移酶的活性仅为成人的1%，至3岁才能达到成人水平。因此，与葡萄糖醛酸结合的药物如吲哚美辛、水杨酸盐等，药物代谢清除率低，血浆半衰期延长，使用这些药时必须减量和延长给药间隔时间。

4. 哺乳期新生儿药物的排泄

肾脏是药物的主要排泄器官。新生儿特别是早产儿的肾组织结构尚未发育成熟，肾小球数量少，肾血流量仅为成人有效肾血流量的40%左右，肾小球滤过率仅为成人的30%左右。肾小管功能开始较迟。出生2~3周肾小管才有一定的排泄结合型药物的能力。因此，主要以原型经肾小球滤过及肾小管分泌排泄的药物在新生儿期比年长儿和成人消除要慢。

由于肾功能不足，新生儿肾脏对酸、碱与水、盐的调节能力差，应用利尿药时，易出现酸碱及水盐平衡失调。应用主要经肾以原形排泄的药物如氢氯噻嗪、地高辛、可乐定、胍乙啶、肼苯哒嗪等，均可因新生儿肾排泄功能低，排泄缓慢，血浆半衰期延长，特别是对于休克或肾功能不全的新生儿，更应注意肾排泄缓慢引起药物蓄积而引起的中毒。

## （二）哺乳期药物对新生儿的不良反应分析

新生儿的药物代谢动力学过程与成人有很大差异，因此，用药后，新生儿会产生一些特殊的不良反应。下面将新生儿用药常产生的不良反应叙述如下：

（1）可引起新生儿溶血、高胆红素血症或核黄疸的药物。胎儿出生后2~3天出现生理性黄疸，大约两周自然消退。新生儿应用某些药物后可使血中游离胆红素升高，加重黄疸，甚至诱发胆红素脑病或核黄疸。可引起新生儿溶血、高胆红素血症或核黄疸的药物：第一，溶血水杨酸类、噻嗪类利尿药和伯氨喹啉等具有氧化性的药物使患有先天性红细胞6-磷酸葡萄糖脱氢酶缺乏的新生儿发生溶血性贫血而致使血清中胆红素升高，加重黄疸。原因是6-磷酸葡萄糖脱氢酶缺乏，致使红细胞还原型谷胱甘肽水平低，而还原型谷胱甘肽对红细胞有保护作用，保护血红蛋白的巯基和其他含巯基的酶，当还原型谷胱甘肽减少时，可导致红细胞膜和血红蛋白的巯基酶受上述药物的氧化所致。第二，高胆红素血症或核黄疸西地兰等药物可与胆红素竞争血浆蛋白结合点，也可导致血中游离胆红素增高。当血中游离胆红素增到一定程度便可引起高胆红素血症或核黄疸。

（2）出血。新生儿肝功能尚未完善，其凝血功能也不健全，如使用一些影响凝血功能的药物，极易引起新生儿出血。如服用阿司匹林易引起消化道出血；使用糖皮质激素、肝素等药物或静注高渗药物溶液均可能引起颅内出血、出血性坏死性肠炎。

（3）可引起生长发育障碍的药物。皮质激素类可抑制蛋白质合成和骨骼生长；苯巴比妥、苯妥英钠可诱导肝药酶加速维生素D的代谢，造成体内缺钙；对氨基水杨酸、磺胺类、保泰松等抑制甲状腺素的合成，可引起甲状腺功能低下，造成生长、发育障碍。

# 参考文献

## 一、著作类

[1] 陈灏珠.实用心脏病学[M].上海：上海科学技术出版社，2007.

[2] 陈文彬，潘祥林.诊断学（6版）[M].北京：人民卫生出版社，2006.

[3] 陈新，黄宛.临床心电图学（6版）[M].北京：人民卫生出版社，2009.

[4] 顾振纶，戴德哉.心血管药理学新论[M].北京：人民卫生出版社，2004.

[5] 李家泰.临床药理学（2版）[M].北京：人民卫生出版社，2001.

[6] 刘世明，陈敏生，罗健东.心血管疾病药物治疗与合理用药[M].北京：科学技术文献出版社，2013.

[7] 陆再英.内科学（7版）[M].北京：人民卫生出版社，2008.

[8] 牟燕，王清.心血管疾病药物治疗学[M].北京：化学工业出版社，2011.

[9] 苏定冯，陈丰原.心血管药理学（4版）[M].北京：人民卫生出版社，2011.

[10]徐淑云.临床药理学（3版）[M].北京：人民卫生出版社，2007.

[11]杨新春.心力衰竭临床与实践[M].北京：人民卫生出版社.2008.

[12]张兆琪.心血管疾病磁共振成像[M].北京：人民卫生出版社，2006.

[13]郑小吉.天然药物学基础[M].北京：人民卫生出版社，2015.

[14]中国高血压防治指南修订委员会.中国高血压防治指南（2005年修订版）[M].北京：人民卫生出版社，2006.

## 二、期刊类

[1] 戴闺柱.β-受体阻滞剂治疗慢性心力衰竭——从禁忌证到常规治疗[J].中华心血管病杂志，2002，30（6）：381-383.

[2] 董珉翔，白音夫.苦参心血管药理作用的研究进展[J].西北药学杂志，2013，28（02）：215-217.

[3] 贺小琼，张朋芬，陈平等.三七提取物防治人鼠高脂血症作用研究[J].石南中
医中药杂志，2004，25（1）：32-33.

[4] 黄红林，陈临溪，朱炳阳等.绞股蓝总皂苷对内毒素、自由基介导血管内
皮细胞表达c-sis基因和调节平滑肌细胞增殖的影响[J].中国药理学通报，
1999，15（4）：325-328.

[5] 蒋立新.静脉β-受体阻滞剂在心血管急症中的应用[J].中华心血管病杂志，
2004，32（9）：858-861.

[6] 林曙光.三七皂苷对高脂血清所致的培养主动脉平滑肌细胞增殖的作用[J].中
国药理学报，1993，14（4）：314-316.

[7] 刘建武，任江华.钩藤对自发性高血压大鼠心肌重构及原位癌基因C-fox表达
的影响[J].中国中医基础医学杂志，2000，6（5）：40.

[8] 马新宇，裴俊俊.叶下珠药理研究综述[J].齐鲁药事，2006（02）：104-105.

[9] 倪受东，徐先祥，高建.绞股蓝皂苷心血管系统药理作用的研究进展[J].中国
中医药科技，2002（02）：127-128.

[10]宋纯清，樊懿，黄伟晖等.钩藤中不同成分降压作用的差异[J].中草药，
2000，31（10）：762.

[11]宋海英，刘剑刚，王培利，等.冠心丹参滴丸药理作用及临床应用研究进展
[J].中药新药与临床药理，2018，29（02）：247-250.

[12]苏焕群，陈再智.银杏叶提取物的心血管药理研究及应用[J].中药材，1997（09）：
481-483.

[13]苏雅，赵益桂，张宗鹏.三七三醇皂苷对动物血小板功能及血栓形成的影响
[J].中草药，1996，27（11）：666-669.

[14]王雪芳，刘艳明.苦参碱对低钙诱发豚鼠心律失常的电生理影响[J].中国中医
基础医学杂志，2011，17（6）：633-634.

[15]王雪芳，刘艳明.苦参碱对低镁诱发豚鼠左心室流出道心律失常的电生理效
应[J].时珍国医国药，2011，22（1）：146-147.

[16]王伊丽，李澜，徐赞晟，等.芪参益气滴丸在心血管系统疾病模型中的药理
作用研究进展[J].天津中医药大学学报，2018，37（02）：169-172.

[17]吴二兵，孙安盛，吴芹，等.钩藤碱对脑缺血/再灌损伤的保护作用[J].中国

药学杂志，2005，40（11）：833-835.

[18] 吴英智，傅强，严全能，等.姜酚在心血管疾病中的药理作用研究进展[J].中国临床药理学杂志，2017，33（18）：1824-1827.

[19] 肖观莲，廖端方，陈剑雄，等.绞股蓝总皂甙对自由基损伤兔主动脉舒张功能的保护作用[J].中国药理学通报，1994；10（2）：136.

[20] 肖若媚，邱雄泉，苏健芬.三七总皂苷对心血管疾病的药理研究新进展[J].中国医疗前沿，2009，4（11）：30-31.

[21] 萧毅，田建文，王培军，等.多层螺旋CT冠状动脉造影的扫描技术及临床应用[J].中华放射学杂志，2002，36：357.

[22] 谢林虎，王华东，宋丹华，等.钩藤碱对心血管系统的药理作用研究进展[J].科技视界，2017（01）：65-66.

[23] 徐惠波，史艳宇，纪凤兰.复方钩藤片降压、降脂作用的实验研究[J].中国中医药科技，2008，15（3）：182-183.

[24] 岳星星，谢春毅，陶晓瑜.红景天苷干预心血管系统药理研究进展[J].中国中医药信息杂志，2017，24（03）：130-133.

[25] 张海燕.栀子苷/黄芩苷心血管作用及应用于血管支架药物涂层研究[D].西南交通大学，2014：19-20.

[26] 张洁.血栓通治疗高脂血症合并高黏血症疗效观察[J].中国中医急症，2004，13（8）：490.

[27] 张永文.关于中药、天然药物概念与范畴的思考[J].世界科学技术（中医药现代化），2011，13（05）：925-928.

[28] 中华医学会心血管病学分会，中华心血管病杂志编辑委员会.多重心血管病危险综合防治建议[J].中华心血管病杂志，2006，34（12）：1061-1071.

[29] 中华医学会心血管病学分会，中华心血管病杂志编辑委员会.慢性稳定性心绞痛诊断与治疗指南[J].中华心血管病杂志，2007，35（3）：195-206.

[30] 周维，三七总试片治疗高血黏度25例疗效观察[J].江四中医药，2002，33（6）：15.

[31] 朱安运，邓亮，孙琳，等.西红花苷保护心血管疾病药理研究进展[J].中华中医药学刊，2018，36（02）：336-340.